エンドドンティック ブレイクスルー

Endodontic Breakthrough

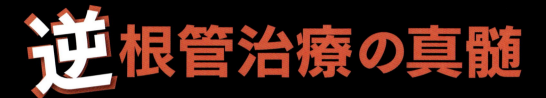
逆根管治療の真髄

井澤 常泰 著

クインテッセンス出版株式会社　2016

Tokyo, Berlin, Chicago, London, Paris, Barcelona, Istanbul, Milano, São Paulo, Moscow, Prague, Warsaw,

クインテッセンス出版の書籍・雑誌は，歯学書専用通販サイト『歯学書.COM』にてご購入いただけます．

PCからのアクセスは…

歯学書　検索

携帯電話からのアクセスは…
QRコードからモバイルサイトへ

プロローグ

はじめに

　この写真は約56年前，1960年に撮影された私の祖父母です（図A1，2）．祖父は明治39年生まれで，その年に旧歯科医師法が公布されました．それまでは歯科医師以外にも入歯師とか歯抜師も治療を行っていたそうですが，この年以降，歯科医師でなければ歯科治療を行うことができなくなりました．また，最近ではあまり使われなくなりましたが，FCがBuckleyにより処方されたのもこの年です．祖母は明治41年生まれです．今でこそ歯科大生の半分近くが女性ですが，祖母は女性歯科医師の先駆けだったと思います．

　この頃，東京オリンピックを控え，日本経済は高度成長期に入ります．歯科では皆保険制度が始まり，歯科医院は患者で溢れていました．祖父母は自宅開業でしたので，朝から晩まで診療していた祖母は家から外に出たことがない人でした．まだベルトエンジンで歯を削っており，エアータービンはもう少し後に登場します．1960年頃，日本人の平均寿命は女性70歳，男性65歳くらいでしたから，誰も自分が引退するまで歯が全部残っているなんて想像もしませんでした．

　根管治療はどうかというと，ほとんどが無麻酔で窩洞にアルゼンを貼付して失活させ，太い根管だけクレンザーで抜髄し糊剤充填するものでした．再根管治療なんてありえませんから，腫れれば切開して排膿させ，具合が悪ければ抜歯して義歯にするのが当たり前の時代です．図Bは2016年，私の診療室で，マイクロスコープ下で逆根管治療を行っているところです．この治療を祖父母が見たらどう思うでしょうか（"抜けば済むものを"という声が聞こえてきそうです）．

▶1960年，東京の歯科医師

図A1 | 図A2

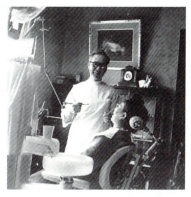 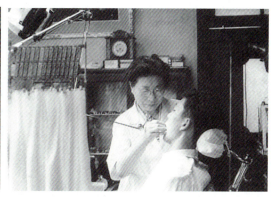

図A1，2　1960年，東京の歯科医師．

▶2016年，東京の歯科医師

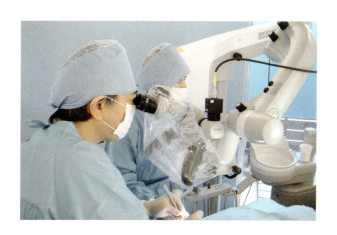

図B　2016年，東京の歯科医師．

1990年代に再根管治療の世界は大きく進歩

　この50年間に日本人のライフスタイルは大きく変わり，今や世界屈指の長寿国です．平成23年の調査では，80歳の日本人の約38％は20本以上の歯が残っているとのことです．若い世代の人たちは，自分の歯で一生を過ごすことが当然のことだと思っているのではないでしょうか．このように国民の歯に対する意識は大きく変化しており，天然の健全歯列を保存するという歯科医師の使命はますます高まってきているのです．

　この歯を救うという意味において，1990年代に再根管治療の世界は大きく進歩しました（図C）．この進歩は単に治療器具や材料が新しくなったのではなく，根管治療への理解が深まったことがすばらしいことだと思います．数ある進歩のなかで，私はマイクロスコープの根管治療への登場こそが一番のインパクトだと言っても過言ではないと思います．マイクロスコープなしには破折ファイルを除去したり，パーフォレーションをMTAで封鎖したりすることはできません．根管が見つけられなければNi-Tiファイルの出番もありません（図D，E）．

▶最新の根管治療への入口はマイクロスコープ

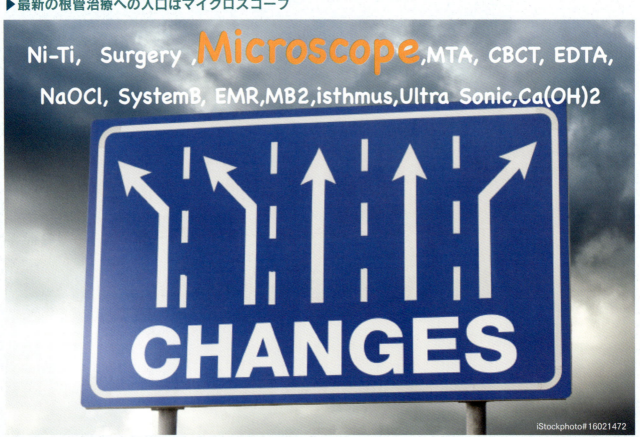

図C　最新の根管治療への入口はマイクロスコープである．

▶肉眼の限界を補うマイクロスコープ

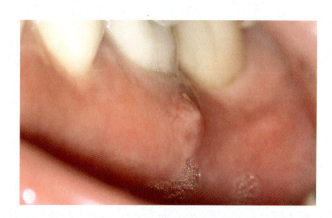

図D1 6̲の頬側歯肉に膿瘍が形成されている．

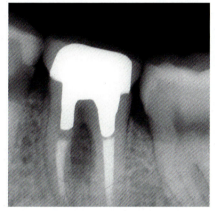

図D2 デンタルエックス線により，メタルコアによる近心分岐部へのパーフォレーションが疑われる．

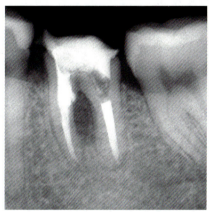

図D3 パーフォレーションをMTAにて封鎖．

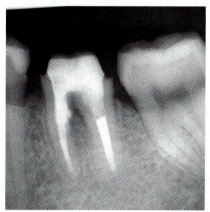

図D4 術後1年．分岐部に骨の再生が見られる．

▶マイクロスコープ下での破折ファイル除去

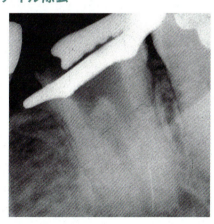
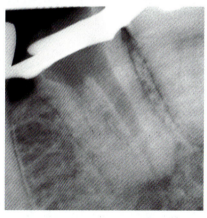

図E1 7̲の遠心根にNi-Tiファイルが破折している．
図E2 マイクロスコープ下で除去．

図E1│図E2

私の歯科医師人生を大きく変えたマイクロスコープ

　私は1994年にペンシルバニア大学のMicrosurgery コースを受講しマイクロスコープを使い始めましたが，それ以来，私の歯科医師人生は大きく変化しました(図F)．現在ではいろいろな歯科治療に使用されているマイクロスコープですが，歯科治療への応用は逆根管治療から始まり，逆根管治療の成功率を大幅に向上させただけではなく，再根管治療の1つのオプションとしての地位を確立させたのです(図G)．

　しかしながら，いまだに逆根管治療は世の中に正しく理解されていません．「自分の臨床には必要ない」というベテラン歯科医師の声を耳にしますが，根管治療で治らない症例は抜歯するというのでしょうか．われわれの行う根管治療が100％成功することはあり得ないにもかかわらず，再根管治療を考慮した補綴処置はありません．補綴物を除去することはできても，残存歯質が極端に薄くなったりパーフォレーションを起こしたりすることは歯の寿命を縮めることではないでしょうか(図H)．通法の根管治療で治らなかった症例を，もう一度同じ方法で再治療しても時間の無駄ではないでしょうか．読者の皆様にはぜひ，根管治療のBreakthroughとして逆根管治療を見直していただけるよう期待しております．

▶ マイクロスコープを使うことは

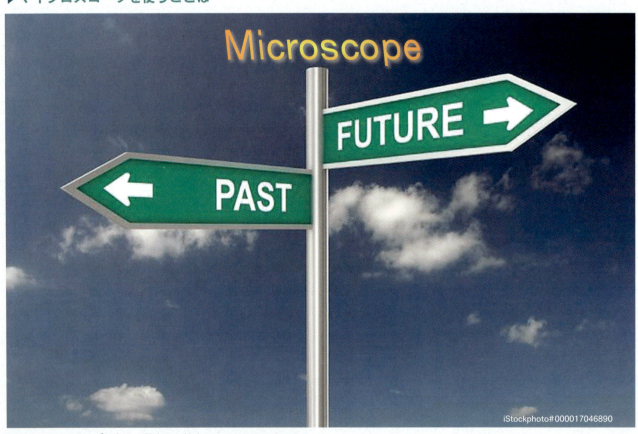

図F　マイクロスコープは自分の将来をも拡大してくれるのである．

▶マイクロスコープ下での逆根管治療

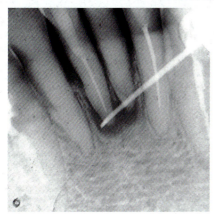

図G1 高齢者の下顎前歯に瘻孔をともなう根尖病変がある．根管は石灰化しており，通法の根管治療は難しいと思われる．歯周病による骨吸収も大きく治療に窮する．

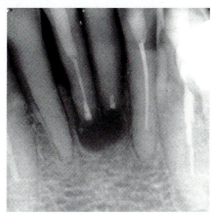

図G2 マイクロスコープ下で逆根管治療を行う．骨の削除は最小限に抑え何とか歯の保存を試みる．

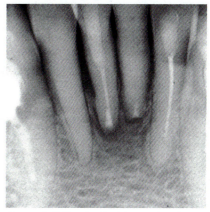

図G3 術後約1年．根尖部の治癒は完全とはいえないが，瘻孔は消退し機能的にも問題ない．

▶保存のための処置が歯の寿命を縮めてはならない

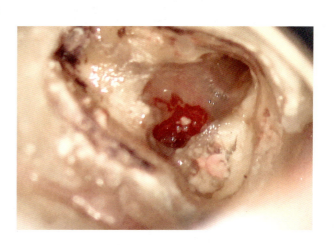

図H メタルコアの除去後，髄床底にパーフォレーションしている．築造体の除去はマイクロスコープ下で慎重に行うべきで，歯を保存するための処置が歯の寿命を縮めることのないよう，細心の注意を払うべきである．

CONTENTS

プロローグ 3

1 逆根管治療（Retrograde Endodontics）とは

■ はじめに 12

1 逆根管治療が正しく理解されない理由その1：
　歯科医師がこの手術を習得する機会がない 12

2 逆根管治療が正しく理解されない理由その2：適応症が曖昧である 13

- Case 1　「6へのMTAによる逆根管充填 14
- Case 2　「4の逆根管充填 15
- Case 3　3度目の再根管治療は妥当ではない 16
- Case 4　「6根管充填後に根分岐部付近にアブセスが発生 17
- Case 5　逆根管治療のやり直し症例 17

3 CBCTによる診査の必要性 18

- Case 6　歯根が歯槽の頰舌的中央に位置し逆根管治療の非適応症 18
- Case 7　上顎洞が歯根の頰側に入り込み逆根管治療が不可能 19
- Case 8　患者の希望により補綴物を除去せず逆根管治療 19

4 マイクロスコープ，ビデオカメラの重要性 20

- Case 9　外科的介入の判断に迷うが経過観察 21
- Case 10　難症例ではアシスタントワークが非常に重要 22

5 3mmルール 23

6 逆根管充填材 24

- Case 11　MTAによる逆根管充填 24

2 歯性上顎洞炎の原因歯に対する逆根管治療

- はじめに 25
- 1 各エックス線撮影法による情報量の違い 26
- 2 症例でみる歯性上顎洞炎の原因歯に対する根管治療 30
  - Case 1 上顎左側大臼歯部／歯肉頬移行部に違和感 30
  - Case 2 上顎左側小臼歯部／根管治療後も症状の改善なし ... 32
  - Case 3 上顎左側第一大臼歯部／鼻閉感をともなう頬部違和感 ... 33
- 3 まとめ 36

3 上顎前歯部大型根尖病変への外科的対応

- はじめに 37
- 1 診査 40
- 2 術後の評価 41
- 3 症例 42
  - Case 1 唇側, 口蓋側ともに広範囲に及ぶ骨吸収 42
  - Case 2 根尖相当部の腫脹 43
  - Case 3 1年以上も根管を開放？ 45
  - Case 4 排膿が止まらなければ抜歯か？ 46
  - Case 5 逆根管治療の適応症 47
- 4 まとめ 48
  - Case 6 根尖病変は完全に掻爬する必要があるのか 49

4 垂直歯根破折の外科的診断

- はじめに 51
- 1 VRFの診断 52

| 2 | 診断的外科処置 | 55 |

| 3 | 症例 | 57 |

- **Case 1** 咬合時痛，歯肉の腫脹 ... 57
- **Case 2** ⌞6 の違和感 ... 58
- **Case 3** 根尖部透過像 ... 59
- **Case 4** 1⌟ の瘻孔，2⌟ の根尖病変 ... 59
- **Case 5** 1⌟ 根尖相当部歯肉にアブセス ... 60
- **Case 6** 5⌟ の大きな透過像 ... 61
- **Case 7** 1⌟ の根尖病変 ... 61

| 4 | まとめ | 62 |

5 上顎大臼歯への逆根管治療

■ CBCT時代の再根管治療 ... 63

| 1 | 再根管治療：コンベンショナルでいくか？ 外科でいくか？ | 64 |

| 2 | 上顎第一大臼歯を再根管治療する場合のポイント | 70 |

| 3 | GPが対応できる外科処置か，専門医による処置が適当か | 72 |

- **条件1** 外科処置に慣れていること ... 72
- **条件2** マイクロスコープを使用すること ... 72
- **条件3** CBCTによる術前の診査が可能なこと ... 72
- **条件4** 自己流の処置は慎むこと ... 72

| 4 | 症例 | 73 |

- **Case 1** GPが着手しやすいと思われる症例 ... 73
- **Case 2** 専門医による処置が適当であると思われる症例 ... 73

| 5 | 逆根管治療の6STEP | 74 |

- **STEP 1** フラップの開け方 ... 74
- **STEP 2** 歯根の見つけ方 ... 74
- **STEP 3** 根尖の切除 ... 74
- **STEP 4** 逆根管拡大 ... 75
- **STEP 5** 逆根管充填 ... 75
- **STEP 6** 縫合 ... 75

| 6 | エンド難症例への対応 —"Access to Success" | 76 |

- **Case 3** エンド難症例への対応 ... 76

| 7 | GP・専門医それぞれが診断力・技術力を磨こう | 77 |

6 下顎大臼歯への逆根管治療

- はじめに 78
- 1 レッジはどのくらいの頻度で起こる？................................. 78
- 2 CBCTで何を観察するか？.. 79
  - 観察1　根尖と病変との関係.. 79
  - 観察2　歯根の位置.. 79
  - 観察3　根管の形態.. 80
  - 観察4　頰側の骨.. 80
- 3 歯根断面を直視することの重要性... 81
- 4 症例 83
  - Case 1　6̅に対する逆根管治療 83
  - Point 1　骨窩洞の水平的位置設定... 83
  - Case 2　6̅に対する逆根管治療 85
  - Point 2　骨窩洞の垂直的位置設定... 85
  - Case 3　6̅近心根に対する逆根管治療 87
  - Point 3　歯根断面へのアプローチ... 87
- 5 まとめ 88

QVビデオ

このマークが付いている症例（P14, 74, 75, 84, 88）については，クインテッセンス出版のホームページにて，本書に付いているシリアルナンバーを入力することで動画をご覧いただけます。

1 逆根管治療（Retrograde Endodontics）とは

はじめに

　歯根端切除術の歴史は古く，歯科医師であれば誰でも知っている治療法であるが，その術式が正しく理解されているとはいえない．いわゆる"根切"として行われてきたこの手術は，根尖を切除することが重視され，肝心な根管治療が疎かにされていた．

　筆者は"歯根端切除術"を"逆根管治療（Retrograde Endodontics）"と言い換えることを提案する．なぜならば，この手術は根管から感染源を取り除き，根管を緊密に充填する根管治療に他ならないからである．

　それでは，なぜ逆根管治療が正しく理解されないのか？　それには以下の2つの理由が考えられる．

1　逆根管治療が正しく理解されない理由その1：歯科医師がこの手術を習得する機会がない

　歯科医師が逆根管治療の最新理論，手技を知らないのは，歯科医師がこの手術を習得する機会が今までなかったからに他ならない．筆者の経験では，歯内治療の教室に入局してから留学するまでの7年間，逆根管治療について何ら教育を受けた記憶がなかった．むしろやってはいけない治療として教育された記憶がある．

　しかし渡米してみて驚いたことは，大臼歯の逆根管治療でも歯内治療専門医がルーティンに行っていることだった．"日本では外科的に根管治療を行うことは批判的である"と話したところ，"冗談だろう．通法の根管治療だけですべての再根管治療に対応できるわけがない"という返事が返ってきた．日米の根管治療に対する考え方のギャップをつぶさに感じた瞬間であったが，今では自分がその時代に逆根管治療に手を出さなくて本当に良かったと考えている．なぜならばこの手術はマイクロスコープなしに行うべきではなく，若い自分が盲目的に行っていたとしたら，その結果の悪さにおそらく私もこの手術を否定する立場をとっていただろうと思われるからだ．逆根管治療は，近年のマイクロスコープの普及とともに正しく行われるほうがはるかに有効だと考える（図1，2）．

▶一般の歯科医師による"根切"

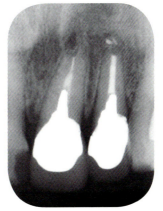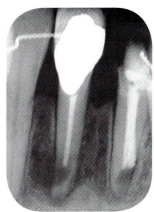

図1a, b　一般の歯科医師による"根切"．aは二度も処置されたとのこと．残念だがこれが現実である．

▶某歯科大学での"根切"

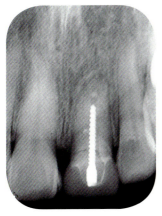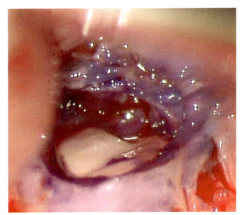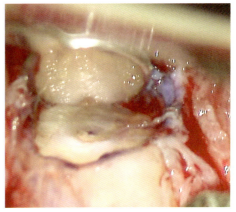

図2a〜c　某歯科大学での"根切"．根尖を切断した断面にはセメントのようなものが見られる(b)．根管はまったく処置されていない(c)．これが大学病院の処置だろうか．単なる自己流の処置にすぎない．

2　逆根管治療が正しく理解されない理由その2：適応症が曖昧である

　再根管治療は，通法の根管治療でも逆根管治療でもどちらでも対応できると錯覚されてはいないだろうか．過去においては，深いメタルポストが装着されており，除去が危険な症例を逆根管治療の対象とすることがほとんどであったが，現在ではCone Beam Computed Tomography(以下，CBCTと略)による診断が可能となり，通法の再根管治療では問題の解決ができない，あるいは不確実なことが予想される症例について，外科的に処置したほうがreasonableな症例が数多くあるのがわかるようになった．

　それでも通法の再根管治療しかしないというのは技術の欠如以外の何ものでもない．根管は治療を繰り返すたびに本来の形態を逸脱し治療の成功率は低くなる[1,2]．再根管治療に際し，十分な根管充填がされている症例においては，再根管治療の成功率は50%しかないのである[3]．補綴物を除去するのであればその除去にどれだけの意味があるのか，除去して再根管治療すれば前治療のエラーを取り除けるか，つねに最善の方法を選択することは非常に重要なのである．

　通法の再根管治療をして，それでも結果が悪ければ外科処置を行うという治療の流れは一見正しいように思われるが，無意味な補綴物の除去は患者に受け入れられる

はずがなく，そればかりか補綴物除去にともなう歯質の削除は歯の寿命を縮めることになるのである．逆根管治療は通法の根管治療と同等に捉えられるべきで，両方の手技に精通することなくして再根管治療に対応することはできないのである．

逆根管治療の適応症としてここで強調したいのは表1に示した4点である．成書にはさらに詳しく適応症が述べられているが，ここではわかりやすく単純化してみた．この4点に，治療困難な症例のほとんどが網羅されているのがおわかりであろう．

▶逆根管治療の適応症として強調したい4点

逆根管治療の適応症		
逆根管治療の適応症 ❶	根尖病変を有する歯根において，いかなる理由であれ根尖1/3にアクセスができない症例 （閉鎖根管，レッジ形成，大きく湾曲した根管，除去が難しい破折ファイル，補綴物の除去が適当ではない症例など）	Case 1，2 （図3〜6）
逆根管治療の適応症 ❷	通法の根管治療が十分に行われたにもかかわらず結果が不良な症例 （排膿が止まらない，瘻孔，痛みや腫脹が消退しない，根尖病変の再発，治癒不全など）	Case 3 （図7，8）
逆根管治療の適応症 ❸	根尖病変をともなう過度のオーバー根管充填	Case 4 （図9，10）
逆根管治療の適応症 ❹	逆根管治療のやり直し	Case 5 （図11，12）

表1 逆根管治療の適応症として強調したい4点．

Case 1 6へのMTAによる逆根管充填

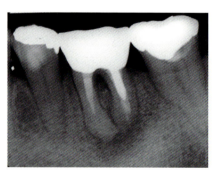
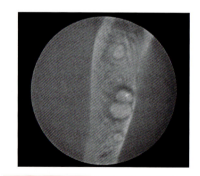
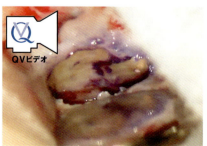
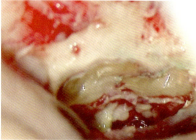

図3a 図3b
図3c 図3d

図3a 患歯は6．術前のデンタルエックス線写真．前医の処置で根尖まで根管治療することができなかった．根尖には透過像があり症状がある．抜歯するしかないのであろうか．
図3b CBCTの水平断像．歯根は頬側に位置し，骨も薄く，外科処置を行いやすいことがわかる．
図3c 根尖を切除し歯根断面をメチレンブルーで染色する．近心根の未処置な根管，遠心根のガッタパーチャが見える．
図3d 逆根管拡大後．

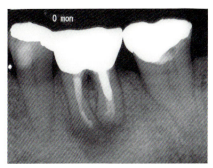
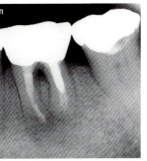
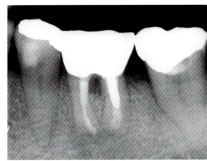

図4a　MTAによる逆根管充填.
図4b　逆根管充填直後.

図4c　術後6か月.
図4d　術後1年.

Case 2　4̄の逆根管充填

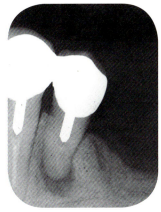
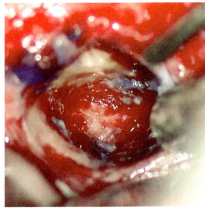
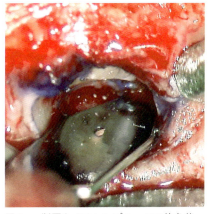

図5a　患歯は4̄．デンタルエックス線写真で根尖部に透過像が見られ，根尖相当部歯肉に腫脹がある．クラウンは3̄と連結されており，さらに義歯の鉤歯である．

図5b　逆根管治療を選択し，根尖切除後，病変部を掻爬した．

図5c　断面をメチレンブルーにて染色後，観察．歯根破折はなく，逆根管治療により歯の保存は可能であろう．

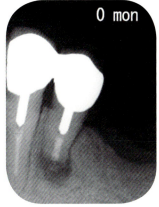
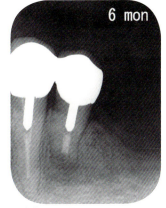
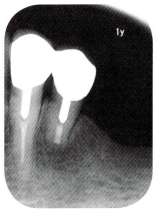

図6a　術直後.

図6b　術後6か月.

図6c　術後1年の経過観察.

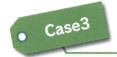

Case3　3度目の再根管治療は妥当ではない

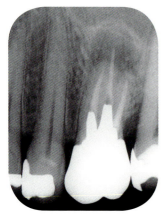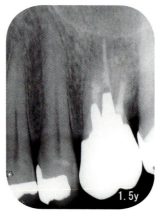

図7a｜図7b

図7a　患歯は|6̲,術前のデンタルエックス線写真.患歯は過去に2度再根管治療されている.3度目の再根管治療は妥当とは思えない.
図7b　近遠心根に逆根管治療を行い,術後1年半.

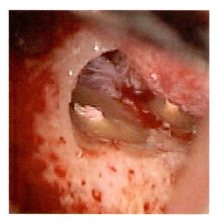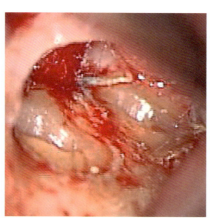

図8a｜図8b

図8a　近遠心根断面観.遠心根へのアプローチは,近心根根尖を切除したスペースから行う.つまり頬側からではなく近心から器具操作を行う.
図8b　近遠心根,逆根管拡大後.

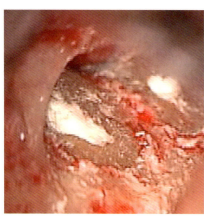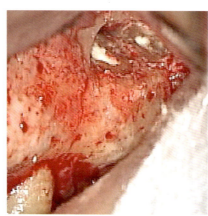

図8c｜図8d

図8c　MTAによる逆根管充塡.
図8d　歯根断面はマイクロスコープ下で直視できる.

Case4　6̄ 根管充填後に根分岐部付近にアブセスが発生

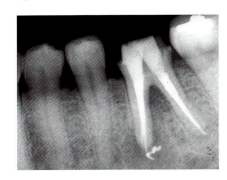
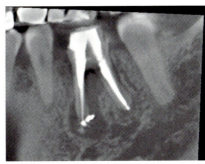
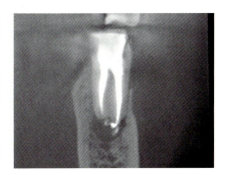
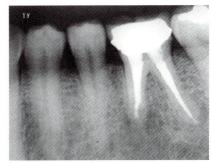

図9a｜図9b｜図9c
　　　　　｜図10

図9a　患歯は6̄．根管充填後に根分岐部付近にアブセスが発生．
図9b, c　CBCTにて観察すると，近心根の遠心側は分岐部まで骨が吸収している．頬側の骨は薄く，根尖へアプローチする際，頬側の骨を削り過ぎると治癒は期待できない．根尖に透過像がある根管をオーバーに根管充填することは予後が非常に悪く，根管充填材をコントロールできない根管充填法は慎むべきである．
図10　術後1年．幸い治癒は順調であった．

Case5　逆根管治療のやり直し症例

　逆根管治療のやり直しはResurgeryにより対応する．なぜならば歯根断面の逆根管充填材は根管経由では除去できず，断面に露出したイスムスは根管経由では治療できないからである．マイクロスコープ下で行うMicro-resurgeryの成功率は高く[4]，いわゆる"根切"でうまくいかなかった症例でも抜歯することなくResurgeryにより歯を保存できる可能性がある（図11, 12）．

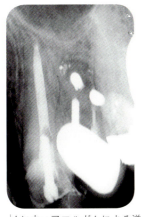
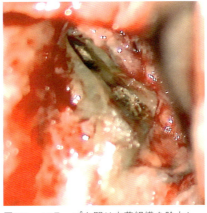
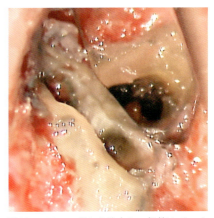

図11a　4̄に古いアマルガムによる逆根管充填がされている．現在頬側歯肉には瘻孔が存在する．
図11b　フラップを開け肉芽組織を除去し，歯根断面を観察．イスムスは未処置なのがわかる．
図11c　アマルガムを除去し，根管とイスムスをレトロチップにて逆根管拡大する．

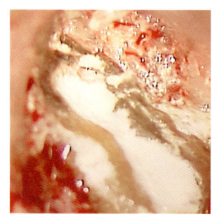
図12a　MTAにて逆根管充填を行う．

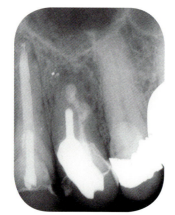
図12b　逆根管充填直後．根管とイスムスにMTAが充填されている．

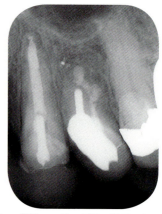
図12c　術後6か月．経過は順調である．

3　CBCTによる診査の必要性

　CBCTは，パノラマ，デンタルエックス線と比較し，はるかに根尖病変を検知でき情報量が多い．とくに小，大臼歯への逆根管治療は，患歯の解剖学的条件を術前に把握することが非常に重要なので，可能な限り撮影をしたい（図13〜16）．

Case6　歯根が歯槽の頬舌的中央に位置し逆根管治療の非適応症

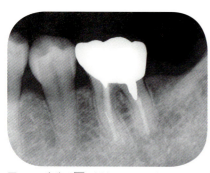
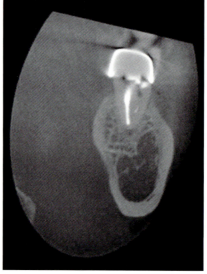
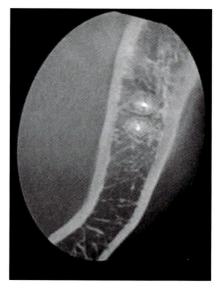

図13a　患歯は⊥6，近心に2か所ファイルの折込があり，外科的に処置ができるか依頼を受ける．
図13b，c　CBCTにて観察すると，頬側の骨が非常に厚く，歯根が歯槽の頬舌的中央に位置しているのがわかる．これは逆根管治療の非適応症であると判断した．

図13a｜図13b｜図13c

Case7 上顎洞が歯根の頬側に入り込み逆根管治療が不可能

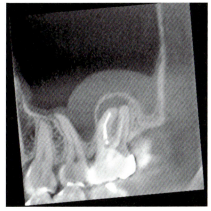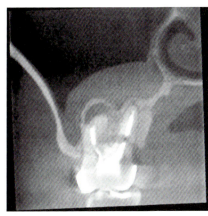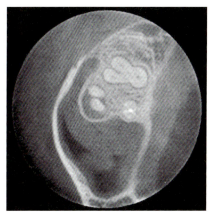

図14a〜c　患歯は⌈6．根尖には透過像があり，炎症が上顎洞へと波及しており，近心根には破折ファイルがある．CBCTにて観察すると，b, cからわかるように，上顎洞が歯根の頬側に入り込んでいる．歯根は口蓋側へ深く逆根管治療は不可能である．

図14a｜図14b｜図14c

Case8 患者の希望により補綴物を除去せず逆根管治療

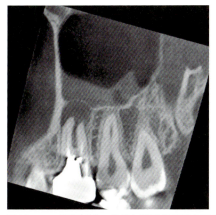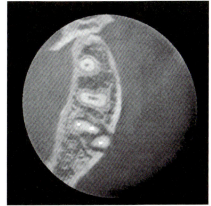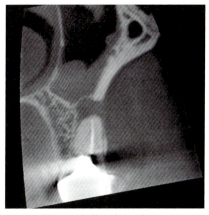

図15a〜c　患歯は⌈6，根尖に透過像があり頬側歯肉に腫脹がある．上顎洞へも炎症の波及が見られる．通法の再根管治療も可能かと思われたが，患者の希望により補綴物を除去せず逆根管治療を選択した．

図15a｜図15b｜図15c

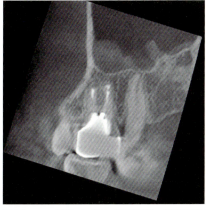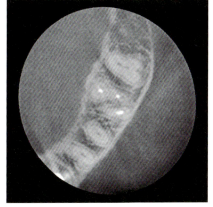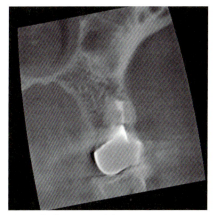

図16a〜c　術後1年のCBCT像．根尖部は骨により完全に治癒しているのがわかるが，上顎洞内には粘膜の肥厚が残存している．

図16a｜図16b｜図16c

4 マイクロスコープ，ビデオカメラの重要性

マイクロスコープ下での逆根管治療（Endodontic Microsurgery）は，この処置の成功率を飛躍的に向上させた．いわゆる"根切"の成功率はおおむね50％と報告されているが，Microsurgeryのそれは90％以上で，しかもその適応部位は大臼歯部までに及ぶ[5,6]．これはMicrosurgeryにより明視野で手術が正確に行えることによる．また最小限の骨削除で処置を行えるので，術後の痛みや腫れが少ない手術が可能となった．

使用されるマイクロスコープには高い光学系の完成度に加え，機動性の良いことが求められる．逆根管治療は歯根の断面をマイクロスコープ下で直視することが必要で，動きの悪いマイクロスコープはストレスの原因となり，ひいては手術できる部位が制限される．逆根管治療を行う場合，各ステップにおいてマイクロスコープの倍率ならびに光量を変える必要がある．マイクロスコープは高倍率ほど視野径が狭く，被写界深度は浅く暗くなる．言い換えると低倍率ほど使うのが楽ということになるが，処置の内容により適切な倍率が必要となる（表2）．

そしてさらに重要なのがアシスタントワークである．術者が正確に処置を行うためには，アシスタントワークにも高い技術が要求される．アシスタントが術者の視野を妨げずにバキュームや注水を行うためには，術者がモニターに術野を正確に映し出すことが必須である（図17，20，21）．

▶マイクロスコープの倍率は処置に応じて変更

低倍率で行うほうが良い処置（広い視野径，深い被写界深度が必要な処置）
切開，フラップ形成，縫合

中程度の倍率で十分な処置
骨窩洞形成，病変部の搔爬，根尖切除，逆根管拡大，逆根管充填

高倍率が必要な処置（視野径が狭く，被写界深度が浅く暗くなる）
歯根表面の観察，歯根断面の観察，逆根管窩洞内の観察

表2 逆根管治療の各ステップで倍率は適宜変える必要がある．

▶ Microsurgery はチームワーク

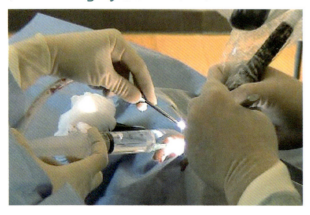

図17 Microsurgery はチームワークである．

Case 9 外科的介入の判断に迷うが経過観察

図18a│図18b

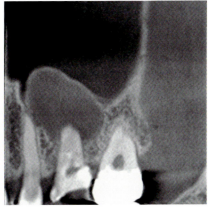 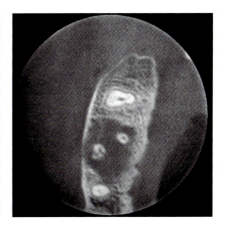

図18a, b　患歯は6̄, 術前の CBCT 像. 根尖部の病変は大きく, 根尖は前治療により大きく破壊されている. 通法の再根管治療を行うも排膿がなかなか止まらず, 逆根管治療を前提に MTA にて根管充填する.

図19a│図19b

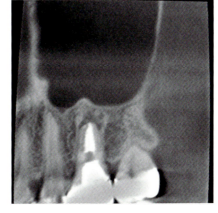 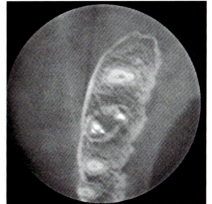

図19a, b　術後 1 年の CBCT 像. 根尖部の透過像は残存しており, 外科的に介入すべきか判断に迷うが, 症状がないことからさらに経過観察とする.

図19c│図19d

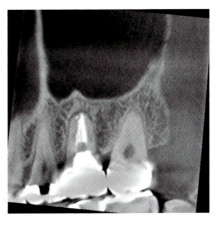 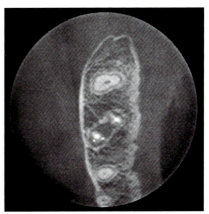

図19c, d　術後 2 年の CBCT 像. 依然, 透過像は残存するものの, 術後 1 年と比較して縮小傾向にある.

Case10　難症例ではアシスタントワークが非常に重要

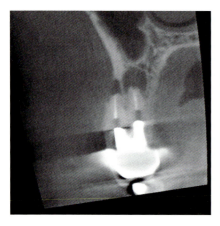 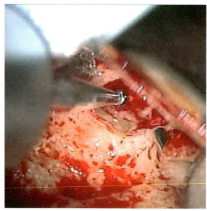

図20a｜図20b

図20a, b　患歯は 4̲ , 頬側根，口蓋根ともに根尖部透過像があり，瘻孔から排膿がある．ブリッジの支台歯であり外科的に治療を行う．頬側根，口蓋根の中隔には骨が残存しており，口蓋根へのアプローチが難しい．このような難症例ではアシスタントワークが非常に重要である．

▶マイクロエンドアドバンスコース

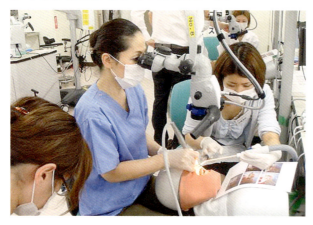 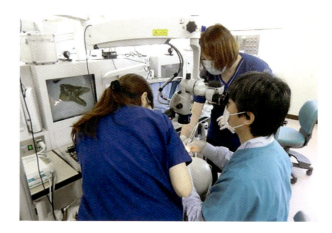

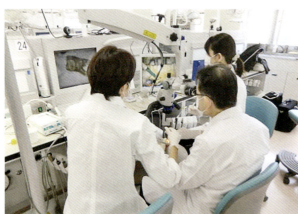 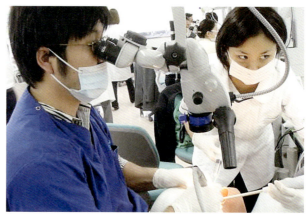

図21a〜d　チームワークを習得するためにはアシスタントと術者が一緒にトレーニングを受ける必要がある（写真は白水貿易㈱主催のマイクロエンドアドバンスコース）．

図21a｜図21b
図21c｜図21d

5　3mmルール

　現在，逆根管治療を行うにあたって，根尖は3mm，ベベルを付けずに切除することが推奨されている．また逆根管窩洞は最低3mmの深さが必要であるとされている[7]．逆根管窩洞形成は超音波レトロチップにより行い，必ず根管内に窩洞形成する．これは前歯部でも大臼歯部でも同様で，逆根管拡大をせずに歯根の断面を接着性の材料で覆うような処置は根管治療ではない．根尖部の切除量について，とくに複根管歯においてはしっかりと根尖を切除しないと口蓋側あるいは舌側の根管が処置できないのである（図22）．

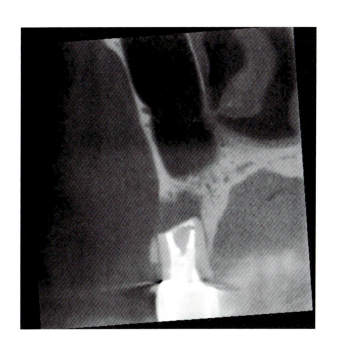

図22　患歯は上顎4，逆根管治療の失敗症例である．CBCTにて前頭断像を見てみると，口蓋根に逆根管治療ができていないのがわかる．根尖の切除が足りないと口蓋根へのアクセスができない．ベベルを付けすぎると頬側根を削除しすぎる．

6 逆根管充填材

現在のところ，逆根管充填材として推奨されているのは，MTAとEBAセメントである[8]．レジン系の逆根管充填材もあるが，MTAと比較してその予後成績は低い[9]．防湿が非常に難しい環境で，接着性の材料を使うこと自体無理があるのではないだろうか．MTAは逆根管への充填が難しいといわれていたが，MTAブロックの使用で根管へ運びやすい形態を簡単につくることができるようになった．MTAによる逆根管充填の特徴は，逆根管充填材の上にもセメント質が再生されることであり，他の材料ではこのような治癒形態は見られない[10]（図23〜25）．

Case11　MTAによる逆根管充填

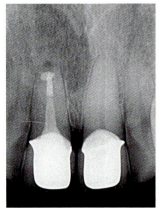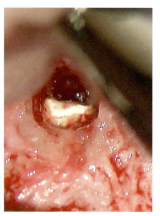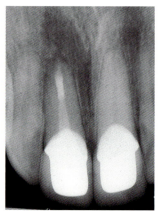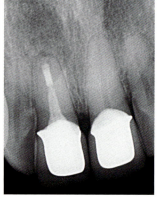

図23a，b　患歯は|1|．根尖はレジンにより覆われているが逆根管治療はされておらず，瘻孔が再発している．

図23a | 図23b

図24a　通法に従い逆根管形成を行いMTAにて逆根管充填を行う．　図24b　術後1年．

▶逆根管充填にはグローバルスタンダードな材料を使用

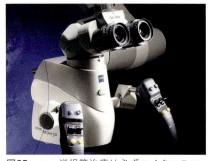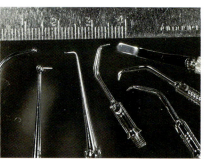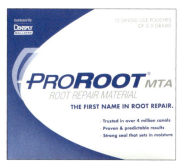

図25a〜c　逆根管治療は必ずマイクロスコープ下で行う必要がある．治療には専用のマイクロインスツルメントを使用し，逆根管充填にはグローバルスタンダードな材料を使用する．自己流の治療は慎むべきである．

図25a | 図25b | 図25c

2 歯性上顎洞炎の原因歯に対する逆根管治療

はじめに

　CBCTは，根管治療の診断に画期的な進歩をもたらした．断層撮影することで厚い皮質骨に囲まれた部位でも根尖病変をクリアに写し出すことが可能となったことに加え，今まで撮影することができなかった頬舌断，水平断方向から歯をスキャンすることで，治療すべき根管を三次元的に観察することが可能となった．とくに，上顎臼歯部では根尖と上顎洞底とが近接しており，解剖学的にも複雑な位置関係にある．これまでの単純エックス線検査では診断が難しい部位であり，根尖病変と上顎洞の変化を同時にかつ明確に診断することはできなかった．治療後の評価においても，これまでは症状が消失したことが唯一治癒の判定基準であり，上顎洞内の治癒，上顎洞底および根尖周囲の骨治癒を明瞭に示した報告はなかった[1]．

　CBCTによる診断を始めると，想像以上に根尖の炎症が上顎洞へと波及した症例に遭遇する．耳鼻科において，歯性上顎洞炎の確定診断は難しいといわれているが[2]，Waters法に代表される単純エックス線撮影やヘリカルCTでは歯に関する情報が少なく，CBCTを撮影することでかなり診断が容易になるものと思われる[3]．

　これまでは，上顎洞炎の10〜12％が歯性上顎洞炎であるといわれてきたが[2]，Patelらは慢性上顎洞炎の感染原因は40％以上が歯に起因していると報告している[4]．また，Mailletらは上顎洞炎を有する患者の上顎臼歯部をCBCTにて診査した結果，50％以上の歯に根尖病変が認められたと報告している[5]．

　従来は，歯性上顎洞炎の原因歯には通法の根管治療を行うことが唯一の治療法であった．しかし，上顎大臼歯近心根にはMB2（いわゆる第4根管）がかなりの頻度で存在し[6]，それらは実際には約30％しか治療できないとの報告もある[7]．再治療が行われる頻度が高い部位ではあるが，根管治療が難しい根であるため[8,9]，通法の根管治療で治療の効果がない場合は抜歯されることが多かった．

　本稿では，CBCTによる診断，経過観察をとくに上顎臼歯部に焦点を絞り，単純エックス線検査では観察不可能であった上顎臼歯根尖部と上顎洞との関係，上顎洞内，上顎洞底部のダイナミックな変化をCBCTにて観察し，興味ある知見が得られたので報告するものである（図1）．

▶ **CBCTにて観察して得られた興味ある知見**

- CBCTの普及により，上顎小臼歯部，大臼歯部の根尖病変と上顎洞底部の状態を三次元的に観察することが可能となった
- マイクロスコープ下で行われる逆根管治療は，臼歯部においても正確な処置が行えるため，高い成功率が期待できるようになった
- これまで根尖部の炎症が上顎洞へと波及した症例について，逆根管治療にて対応した症例報告は少ない

図1　CBCTにて観察して得られた興味ある知見．

1 各エックス線撮影法による情報量の違い

根尖病変を見つけるという目的に限ると，CBCTはデンタルエックス線の約2倍，パノラマエックス線の約3倍の能力を発揮するといわれている[10]．単純エックス線により診断がつかない場合，CBCTを撮影することでより正確な診断，さらに的確な治療方針が導かれる（図2～17）．

▶上顎洞炎が疑われるさまざまなケース

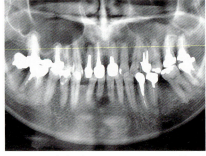
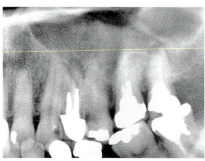
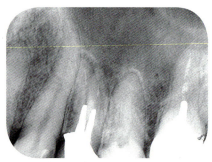

図2a, b　患歯は|4|，パノラマエックス線写真である．前医の診断は"根尖に透過像が見られ，上顎洞と近接している．上顎洞炎を疑う陰影が観察され，患歯が原因ではないかと思われるが，根管には長いメタルポストが装着されており，再根管治療は難しいので患歯は抜歯の適応である"というものであった．

図2a|図2b

図3　同部位のデンタルエックス線写真である．パノラマと比較すると根尖部はクリアに見えるが，情報量としてはあまり変わらない．

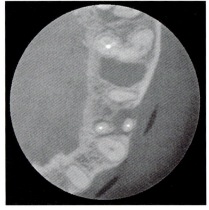
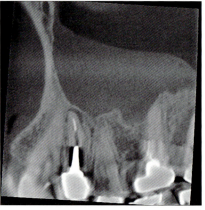
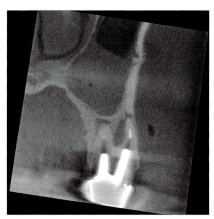

図4a～c　同部位のCBCT像である．上顎洞内には液状の貯留物があるが，上顎洞底には骨が残存しているのがわかる．頰側，口蓋根の両方に根尖透過像があり，頰側の骨は頰側根の根尖部付近で吸収している．歯根破折がなければ，外科的な再根管治療は十分可能ではないだろうか．

図4a|図4b|図4c

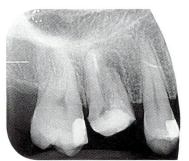
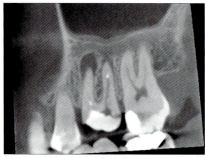
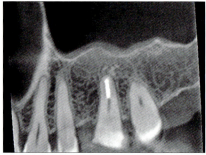

図5a　患歯は|6|，術前のデンタルエックス線写真．根尖に透過像が見られ，遠心根は根尖を穿通できないために抜歯との診断を受けたが，本当に保存はできないのであろうか．

図5b　近遠心根の近遠心断像．両根根尖部には透過像が見られる．上顎洞にはわずかに粘膜の肥厚が見られる．

図5c　口蓋根の近遠心断像．根管充填がされており，根尖に透過像は見られない．

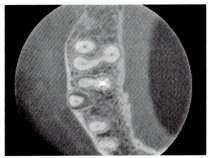 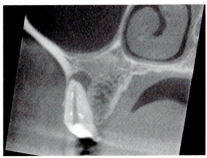 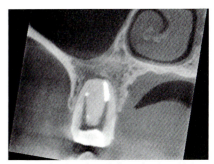

図6a 患歯の水平断像．遠心根と口蓋根は癒合している．近心根は1根管のように見える．

図6b 近心根の頬舌断像．根管はかなり太く拡大されており，透過像は口蓋側に広がっている．頬側の骨は薄いが吸収されていない．

図6c 遠心根の頬舌断像．遠心根は拡大されているものの，根尖部はブロックがあり，通法の根管治療は難しいと思われる．頬側の骨は厚く残存しており，水平断像と合わせてみると，逆根管治療するのであれば，遠心根は頬側からアプローチするよりも，近心根の根尖を切除してできたスペースからアクセスするほうが骨の削除量は少なくて済むと思われる．

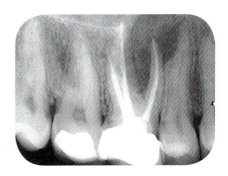

図7 患歯は 6 ，近心根にデンタルエックス線写真では撮りきれないほど大きな透過像が見られる．

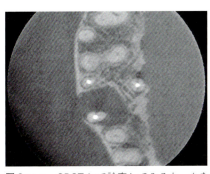 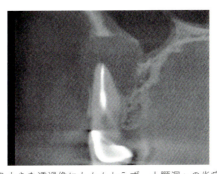 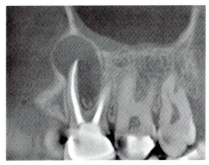

図8a〜c CBCTにて診査してみると，かなり大きな透過像にもかかわらず，上顎洞への炎症の波及はほとんどないのがわかる．近心根の根管充填は十分に行われていると思われる．

図8a｜図8b｜図8c

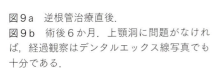

図9a｜図9b

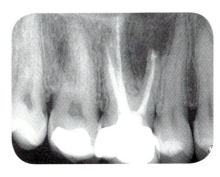 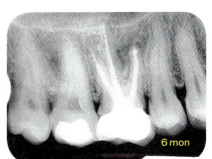

図9a 逆根管治療直後．
図9b 術後6か月．上顎洞に問題がなければ，経過観察はデンタルエックス線写真でも十分である．

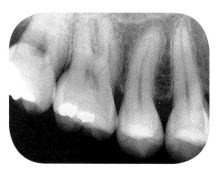 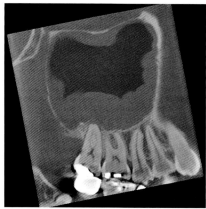

図10a｜図10b

図10a，b　患者は上顎大臼歯部の痛みを訴えるが，デンタルエックス線写真では原因が不明であるため，CBCTを撮影してみる．上顎洞内に粘膜の肥厚が見られたので耳鼻科の受診を勧めた．耳鼻科からの気道疾患治療薬の投与は，症状の改善に有効である．

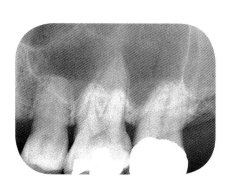 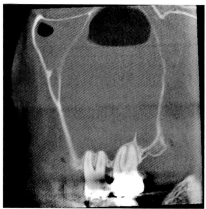

図11a｜図11b

図11a，b　上顎左側臼歯部に激痛があったとの訴えであるが，デンタルエックス線写真では根尖に透過像は見られず，歯髄炎の症状とも違うように思われた．CBCTを撮影してみると，高度の上顎洞内陰影が見られたため，耳鼻科を受診するように勧めた．自発痛は副鼻腔自然口が炎症のために閉鎖し，分泌物が排泄されず，洞内圧が高まることにより起こるといわれている[2]．

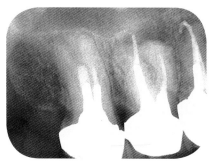 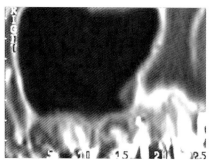

図12a｜図12b

図12a，b　患歯は6̲|，2004年1月の状態である．デンタルエックス線写真では不明瞭であるが，CT像で根尖に大きな透過像が見える．上顎洞内に炎症像は見られない．症状はまったくなく，患者は治療を希望しなかったため，経過観察とした．

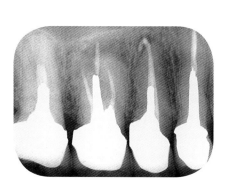 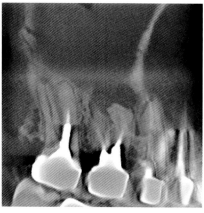

図13a｜図13b

図13a，b　2006年1月の状態．2年前と比べてデンタルエックス線上ではあまり変化が見られないが，CBCT像では上顎洞底の骨が吸収し，炎症が上顎洞へと波及したのが観察できる．

図14｜図15

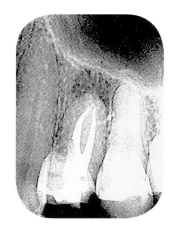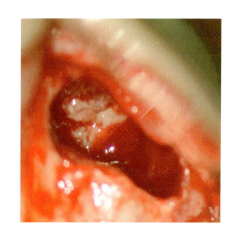

図14　患歯は|4，頬側歯肉上に膿瘍を形成．根管治療は米国で専門医により受けたとのことで逆根管治療を選択する．術前のデジタルエックス線からは根尖透過像と上顎洞との交通は予想できない．

図15　病変部を掻爬してみると一部が上顎洞と交通しており，患者の鼻呼吸とともに肉芽組織が動くのが見えた（写真左側の白く見える部分）．この部分はこれ以上掻爬する必要はない．

図16a｜図16b

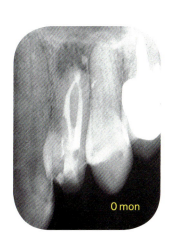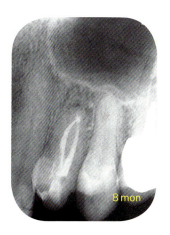

図16a，b　病変部と上顎洞とが交通していても逆根管治療の成功率は変わらないとの報告がある[1]．a は術直後，b は術後 8 か月であるが治癒は順調である．

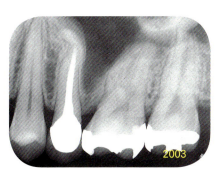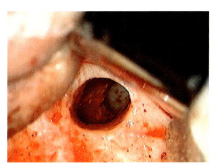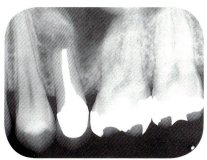

図17a　患歯は|5，術前のデンタルエックス線写真．根尖部の湾曲により根尖部の治療できず，補綴後に咬合時痛がでたとのことで紹介を受ける．逆根管治療の依頼を受けたが，上顎洞が|5 6 の間に入り込んでいるため，難しい症例であった．2003年当時は CBCT の撮影がまだできなかった．

図17b　根尖を切除した際，上顎洞へ穿孔を起こしてしまった．穿孔部からシュナイダー膜が見える．

図17c　術後 1 年．

2 症例でみる歯性上顎洞炎の原因歯に対する根管治療

Case1　上顎左側大臼歯部／歯肉頬移行部に違和感

　患者は40歳代の女性．上顎左側大臼歯部，歯肉頬移行部付近に違和感があり，近医を受診．近医より根管治療の依頼で当医院へ紹介来院した．鼻症状はまったくない．

　初診時のデンタルエックス線写真(図18a)から6 7の根尖部に透過像がみられ，6の近心根根尖部付近から上顎洞底の骨が吸収しているのがわかる．7の遠心には深いポケットがあり，8が埋伏している．歯性上顎洞炎を疑い，CBCTの撮影を行う．

　患部のCBCT近遠心断像および頬舌断像を図18b，cに示す．デンタルエックス線からは想像もできないが，上顎洞内には液状の貯留物の存在を疑わせる大きな不透過像がみられる．8の上顎洞との交通はないようである．治療計画は，6 7に通法の根管治療を行い，8は時期をみて抜歯とした．

　6 7に根管治療を行うも，6の近心根からは拍動性の排膿が止まらず治療に苦慮する．結局3回目の治療時に，貼薬したCa(OH)$_2$を根尖部に残し，根管内に滲出液が入らないような状態で根管充填を行う．経過が悪ければ近心根に逆根管治療を行うこととした．

　根管充填後はレジンでテンポラリークラウンを製作，装着し，経過観察を行う．劇的な症状の変化はないが順調に経過し，3か月後，6か月後のデンタルエックス線による経過観察で，上顎洞底の骨が再生してきているのが観察できる(図18d，e)．8は患者の都合もあり，根管充填8か月後に口腔外科にて抜歯した．抜歯窩と上顎洞の交通はなかったとの報告を受ける．8の抜歯後，6 7にはメタルクラウンによる仮補綴を行う．

　術後1年のCBCTによる経過観察を図18f，gに示す．この間，耳鼻科での治療はいっさいなく，抗生剤の服用は8の抜歯後のみである．近遠心断像でも頬舌断像でも上顎洞内に炎症像はみられず，上顎洞底および6 7の根尖周囲の骨は治癒している．ただし，6の近心根根尖部は治癒が不十分であり，今後逆根管治療が必要かと思われる．

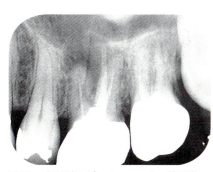

図18a 初診時のデンタルエックス線写真.

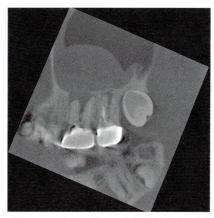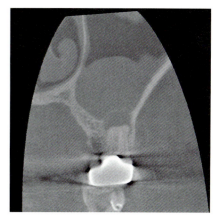

図18b, c 患部のCBCT矢状断像および前頭断像.

図18b | 図18c

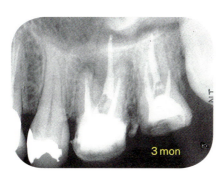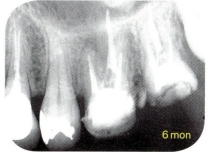

図18d | 図18e

図18d, e 術後3か月, 6か月のデンタルエックス線.

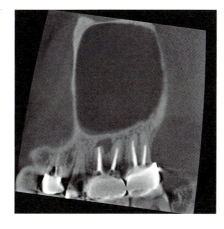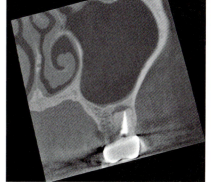

図18f | 図18g

図18f, g 術後1年のCBCTによる経過観察.

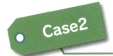
Case2　上顎左側小臼歯部／根管治療後も症状の改善なし

患者は40歳代男性．患歯は|4 5．前医により通法の根管治療を受けるも症状の改善がなく紹介を受ける．根炎部透過像は大きく，上顎洞前壁の骨は吸収されている（図19a，b）．逆根管治療による治療を試みる．

フラップを開けて骨吸収の範囲を探針で探る．骨を探針で穿通すると排膿が見られた（図19c）．骨を開窓後，病変部はやみくもに掻爬するのではなく，軟組織を骨から剥すように除去する（図19d）．とくに上顎洞に近接した骨吸収部は無理に掻爬しない．病変部の完全な掻爬はこの手術の目的ではなく，必要ではない[11]．

根尖を切除した後，断面をメチレンブルーで染色し，歯根破折がないか観察する（図19e，f）．|5は1根管であるが，|4は2根管でイスムスが観察される．根管，イスムス，必要があれば側枝をも超音波レトロチップで根管拡大し，MTAにて逆根管充填を行う．

逆根管治療直後のデンタルエックス線写真（図19g）では|5遠心，上顎洞前壁の骨は吸収されている．術後6か月のデンタルエックス線写真（図19h）では吸収していた上顎洞前壁の骨に再生が見られる．

術後1年のCBCT像（図19i）では根尖周囲，上顎洞前壁の骨が再生しているのがわかる．

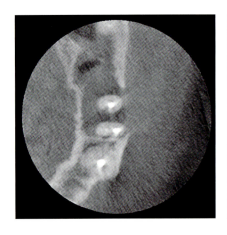
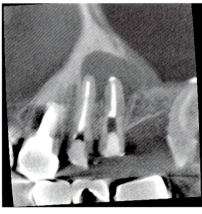

図19a，b　初診時のCBCT像．透過像は大きく，上顎洞前壁の骨は吸収されている．

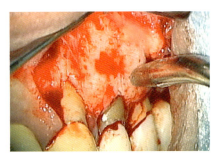
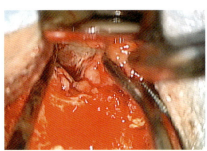

図19c　骨を探針で穿通すると排膿がみられた．
図19d　軟組織を骨から剥すように除去する．

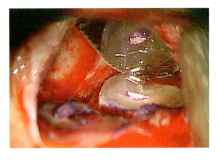
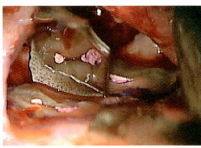

図19e，f　根尖を切除した後，断面をメチレンブルーで染色し，歯根破折がないか観察する．

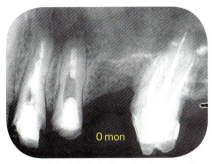

図19g 逆根管治療直後のデンタルエックス線写真.

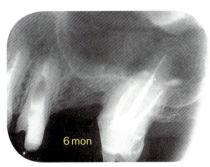

図19h 術後6か月のデンタルエックス線写真.

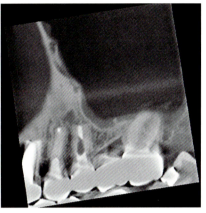

図19i 術後1年のCBCT像.

Case3 上顎左側第一大臼歯部／鼻閉感をともなう頬部違和感

患者は30代女性．患歯は⌊6．米国にて根管治療，補綴処置を受ける．帰国後，鼻閉感をともなう頬部違和感があり，歯科を受診．根尖病変の存在を指摘されて紹介来院した．補綴物が新しく，除去はしたくないとの希望で，逆根管治療により対応する．

CASE 1 同様に，デンタルエックス線でも上顎洞底に骨吸収が見られ（図20a），鼻症状もあることから歯性上顎洞炎を疑いCBCTを撮影した（図20b，c）．近遠心断像から上顎洞内に広がる粘膜の肥厚が見られるがデンタルエックス線からは想像もできない．頬舌断で近心根を観察すると，MB2が未処置なのがわかる．近心根の口蓋側は上顎洞底の骨は吸収されているが，遠心根，口蓋根の根尖には透過像は見られなかった．

フラップを開けて近心根根尖相当部を露出させる（図

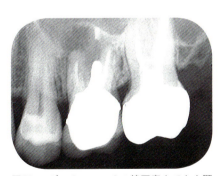

図20a デンタルエックス線写真上でも上顎洞底に骨吸収が見られる．

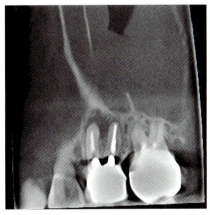

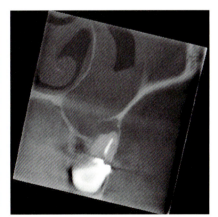

図20b，c 鼻症状もあることから歯性上顎洞炎を疑いCBCTを撮影した．

図20b ｜ 図20c

20d）．頬側に骨吸収による開窓は見られないが，歯根の位置，切除すべき部位はすべてCBCT像を繰り返し見ることでイメージされている．バーで骨を最小限削除し，近心根を根尖から約3mm露出させる（図20e）．根尖を3mm切断してできたスペースから小さなキュレットで病変部を可及的に掻爬するが，この際，口蓋側の上顎洞と交通している部位は触らない（図20f）．繰り返すが，病変部の掻爬がこの手術の目的ではない．

根尖を切除した近心根断面はなるべく滑沢に仕上げる（図20g）．断面をメチレンブルーで染色し，レトロミラーで観察する（ちなみにこのレトロミラーの直径は4mmである）．断面には根管充填された頬側根管と未処置のMB2，イスムスが観察される（図20h）．

逆根管窩洞形成にはダイヤモンド付きレトロチップを使う（図20i）．逆根管窩洞形成終了時を図20jに示す．根管内には約3mm，イスムス部は1.5mmの深さを目標とする．MTAにて逆根管充填を行う（図20k）．

近心根逆根管治療直後のデンタルエックス線写真を図20lに示す．近心根管が術前より太く拡大され，MTAがしっかりと充填されているのがわかる．この後，患者の都合で経過観察はできなかった．

術後1年のCBCT像を図20m，nに示す．近心根根尖部の骨が治癒したのがわかる．前頭断像で頬側根とMB2の逆根管治療により口蓋側の骨が再生し，歯根膜腔の連続が観察される．上顎洞内はクリアである．

術後耳鼻科の受診はなく，いっさいの薬物治療は受けていないが，近心根に対して逆根管治療を行うことで，根尖のみならず，上顎洞底の骨が再生し，上顎洞粘膜の肥厚も消退している．まさに"Clear Sinus Revival"と呼びたい結果である．

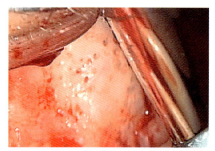

図20d　フラップを開けて近心根根尖相当部を露出させた．

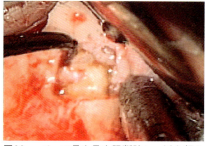

図20e　バーで骨を最小限削除し，近心根を根尖から約3mm露出させた．

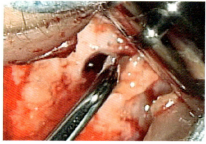

図20f　口蓋側の上顎洞と交通している部位は触らない．

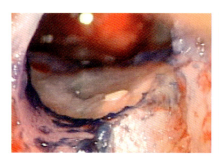
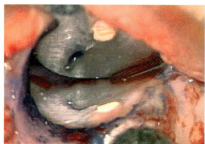

図20g　根尖を切除した近心根断面はなるべく滑沢に仕上げる．
図20h　断面には根管充填された頬側根管と未処置のMB2，イスムスが観察される．

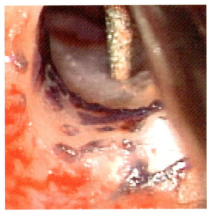

図20i 逆根管窩洞形成にはダイヤモンド付きレトロチップを使う．

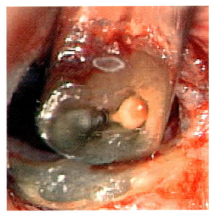

図20j 逆根管窩洞形成終了時．

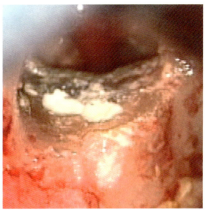

図20k MTAにて逆根管充填を行う．

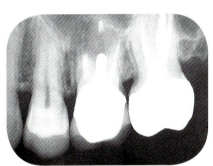

図20l 近心根逆根管治療直後のデンタルエックス線写真．

図20m，n 術後1年のCBCT像．

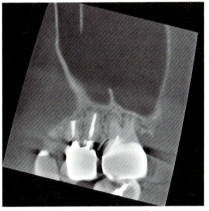

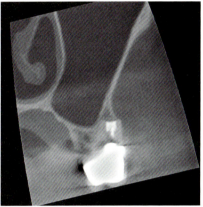

図20m｜図20n

図21a｜図21b

図21a 別症例．患歯は6．近心根根尖部の炎症が上顎洞に波及しているのがわかる．
図21b 根管治療後1年．MB1，MB2を根管治療だけで上顎洞の炎症が治癒しているのがわかる．

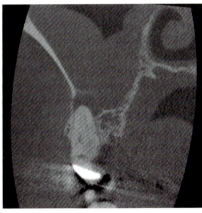

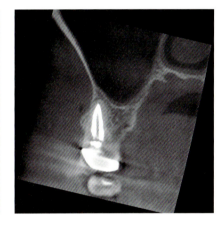

図22a｜図22b

図22a 別症例．7が原因で上顎洞に炎症が波及している．
図22b 原因歯を抜歯して1年後．上顎洞も治癒している．

3 まとめ

　CBCTによる診査は歯に加え，骨，上顎洞内軟組織の情報をも提供するので，歯性上顎洞炎の診断には必須である[2]．上顎臼歯部の根尖は上顎洞と近接しており，根尖部の炎症が上顎洞へと波及した症例は，これまでわれわれが想像していたよりも高頻度に存在するのではなかろうか．症状がないからといって，上顎臼歯部の根尖病変を放置することは，歯性上顎洞炎の原因を放置することであり，通法の根管治療で治癒が期待できないのであれば，積極的に逆根管治療による対応も試みるべきである．マイクロスコープ下で行われるマイクロサージェリーは，上顎大臼歯部における逆根管治療でも正確に処置が行えるので，再根管治療の1つのオプションとしてもっと認知されるべきである．

　術前に上顎洞への穿孔があっても，治療成績に影響はないとの報告もあるが[1]，術前にCBCTによるナビゲーションがあればdanger zoneを避けることができ，より安全な外科処置が可能となる．

　以上，CBCTは，臨床家にとって非常に有効なツールではあるが，撮影は必要最小限にすべきであり，患者の被曝をできるだけ低く保つことを忘れてはならない[12]．

3 上顎前歯部大型根尖病変への外科的対応

はじめに

　上顎の前歯，とくに側切歯根尖部は他の部位に比べて大型の根尖病変が発生する頻度が高い[1]．しかし，それらのほとんどが無症状に経過するため，気づいたときにはすでに病変が大きく，治療方針の決定に苦慮することになる（図1a〜c）．たとえ根尖病変が大型であっても通法の根管治療で治癒する場合もあり，通法の根管治療を第一選択とすることに異存はない．大きな病変＝難治とはいい切れず[2]，感染根管治療の原則を厳守すれば，病変の大きさに関係なくほとんどの症例に対応できるはずである．

　ところが大型の根尖病変を有する症例のなかには，
①排膿あるいは滲出液が止まらないため，根管が長期間開放されている
②排膿路を確保するため，根尖が大きく破壊されている
③補綴物が装着されているため，根管にアクセスできない
などの理由で，通法の根管治療では対応が難しい場合もある．これらは一般的な逆根管治療の適応症に当てはまると思われるが（図2）[3]，病変が大きいために積極的に逆根管治療に踏み切れず，根管の開放やドレインチューブを用いる減圧療法[4]，病変内洗浄法[5]やファイル等による病変部機械的破壊法など，非外科的な治療法による対応が数々報告されている．しかし，これらの治療法は病変が囊胞であるという仮定のもとでの治療法であり，治療期間が長くなり患者に苦痛を与えるばかりか，その効果も不確実であるといわざるをえない．また，感染根管治療の要諦である感染源の除去という観点からみれば，これらの治療法では感染源を除去することが困難であり，根尖部透過像の縮小が見られたとしても病変の再発が懸念される（図3a，b）．

　近年，根尖孔外バイオフィルムによる根尖性歯周炎の難治化も報告されており[6,7]，通法の根管治療で制御できない感染は，たとえ病変が大きくても外科的に除去する必要があると考えるのが妥当ではないだろうか（図4a，b）．

　本稿は，大型の根尖病変を有する上顎前歯に対し，積極的に逆根管治療にて対応し，良好な結果が得られたので報告するもので，図5に挙げた種々なる疑問点の解決になれば幸いである．

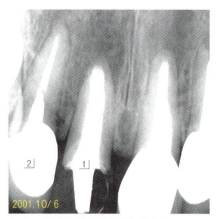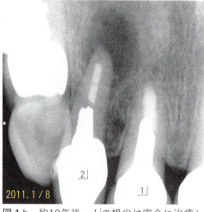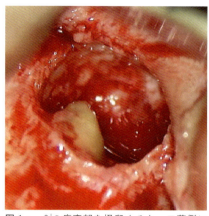

図1a 患歯の1|に逆根管治療を行い，MTAにて逆根管充填を行った直後のデンタルエックス線写真．この時点で2|には症状はなく，エックス線上ではわずかに歯根膜腔の拡大が見られる程度であった．

図1b 約10年後，1|の根尖は完全に治癒しているが，2|に大きな透過像が観察された．この間，まったく症状はなく経過していた．

図1c 2|の病変部を掻爬すると，口蓋側に病変は広がっており，エックス線上で見える透過像よりもはるかに骨吸収が大きいのがわかる．

▶一般的な逆根管治療の適応症

❶ いかなる原因であれ，根管の根尖側1/3に直接アクセスできない場合

❷ 根尖から逸出した材料が原因の根尖病変

❸ 根尖付近のパーフォレーション

❹ 根尖の閉鎖処置に失敗した根未完成歯，または逆根管充填が不十分な症例

❺ 根尖病変をともなった歯根の水平破折

❻ 十分な根管治療がされているにもかかわらず，治癒しない場合

❼ 根管治療中に症状の悪化が長引く，あるいは繰り返す場合，または根管治療が十分に行われたにもかかわらず，説明がつかない痛みが続く場合

❽ バイオプシーが必要な場合

❾ 非常に大きな根尖病変

❿ 根尖部が破壊された根管

図2 一般的な逆根管治療の適応症（文献3より改変引用）．再根管治療の難症例はほとんど逆根管治療の適応症である．

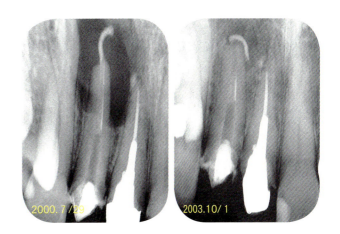

図3a 患歯は 2|. 術前のデンタルエックス線写真で大きな根尖病変が観察される．通法の根管治療を行うも，根尖部からの排膿はなく，$Ca(OH)_2$を貼薬する．2か月後，急性症状を起こして来院．唇側，口蓋側歯肉が大きく腫脹し，切開により大量の排膿があった．この時点で抜歯も考えるが，治療はしばらく中断となる．

図3b 急性化後約3年．デンタルエックス線写真を撮影するとほとんど透過像が消退していた．意図的ではないが，急性化したことにより病変部が破壊され，骨の再生が起こったのだろうか．

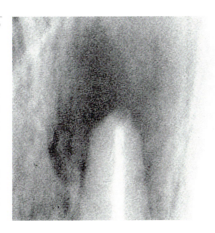 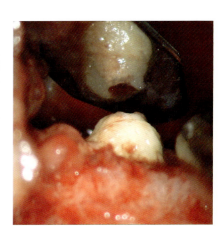

図4a エックス線像から，文献6に掲載された根尖外バイオフィルムによる歯根吸収かと思われるSEM像のような根尖部吸収像が観察できれば，逆根管治療の適応症として速やかに逆根管治療を行うべきである．

図4b 根尖部を観察してみると，文献6に掲載された根尖外バイオフィルムによる歯根吸収かと思われるSEM像のイメージと一致した根尖部の歯根吸収が見られ，骨吸収も大きい．

▶大型の根尖病変に対し，逆根管治療を行う場合の疑問点

❶ 逆根管治療を行う前に根尖病変の縮小をはかる必要があるのか

❷ 長期間根管を開放することで，根尖病変の縮小をはかることができるのか

❸ 術後，骨吸収部内に瘢痕組織が形成されることがあるが，はたしてそれは失敗なのか

❹ 骨欠損部に骨補填材，メンブレン等の使用が必要なのか

❺ どのくらいの大きさまで治療の対象となるのか

図5 大型の根尖病変に対し，逆根管治療を行う場合の疑問点．

1 診査

上顎前歯部根尖病変の診査は，基本的にはエックス線単純撮影となるが，大型の根尖病変の場合，デンタルフィルムでは写りきらない場合があるので，オクルーザルフィルムの使用をお勧めする（図6a，b）．もちろんCTの撮影は術前の診査に有効ではあるが，臼歯部に比べてその必要性は低い（図7a〜d）．上顎正中部に見られる大型の透過像として，鼻口蓋管囊胞との鑑別が必要ではあるが，鼻口蓋管囊胞は特徴的なハート型の透過像を呈するので，鑑別は難しくない（図8）．

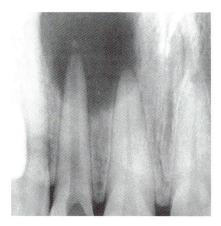

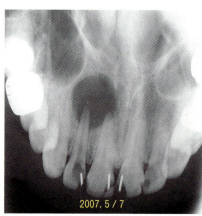

図6a，b　CASE 3の術前エックス線写真．デンタルフィルム（a）よりもオクルーザルフィルム（b）のほうが病変の広がりを把握しやすい．

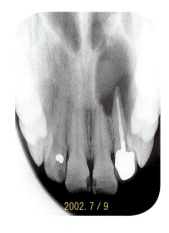

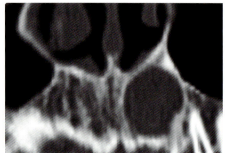

図7a〜d　CASE 1の術前エックス線写真．aのオクルーザルフィルムでも透過像が大きいことはわかるが，CT像（b〜d）を見ると，この歯の保存が可能なのか不安になる．

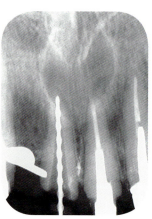

図8　鼻口蓋管囊胞の典型的かと思われるハート型の透過像．

2 術後の評価

大型の根尖病変に対して逆根管治療を行った場合，そのエックス線写真による術後評価には通法の根管治療の術後評価には見られない"incomplete healing＝瘢痕形成"というカテゴリーが追加される．この瘢痕形成は上顎側切歯部にしばしば発生する"through & through bony lesions"において見られ，同一病変部の唇側，口蓋側両側の骨が吸収したことに起因する[1]．図10に示すように，術後1年の経過観察でエックス線上に見られる瘢痕形成は，incomplete healingとしてさらなる経過観察が必要とされるが"成功"の範疇に入り，形成された瘢痕組織はとくに問題にならない（図14，22，31）．

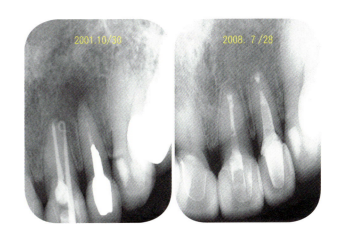

図9a，b　根尖の病変が小さければ，MTAで逆根管充填することで根尖部に術後の瘢痕を形成することなく，歯根膜腔が連続した治癒形態が観察される．

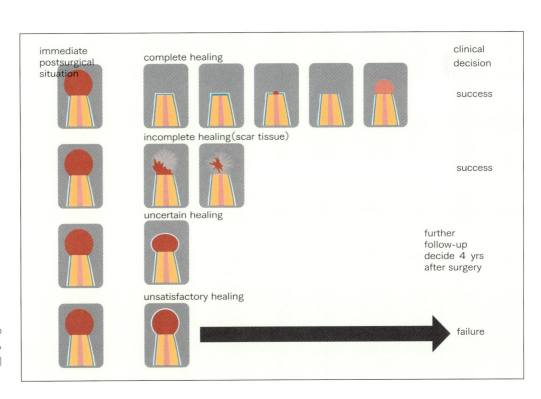

図10　術後1年でのエックス線撮影による評価（文献7より改変引用）．

3 症例

Case1 唇側，口蓋側ともに広範囲に及ぶ骨吸収

患者は30歳，女性．患歯の|2 は前医の根管治療により根尖部透過像の縮小傾向が見られたため，補綴処置を受けるも，その後透過像の増大が見られた．図7a～d に示すように，非常に大きな根尖部透過像が見られ，CT像で唇側，口蓋側ともに広範囲に及ぶ骨吸収が見られる．

フラップを開けてみると，唇側の歯根上にわずかに骨が残存しているのがわかる（図11a，b）．根尖を約3mm切除後，断面をメチレンブルーで染色し，歯根破折がないことを確認した．レトロチップによる逆根管拡大後，MTA にて逆根管充填を行う（図12a，b）．骨欠損部には，骨補填材あるいはメンブレンはいっさい使用せずにフラップを閉じて処置を終えた．

術後は6か月ごとにエックス線写真による経過観察を行った．術後1年で根尖部の骨がほぼ治癒し，根尖から離れた部位に瘢痕が形成されたのが観察される．術後6年までの経過観察で，根尖部ならびに瘢痕部に変化はなく，順調に経過しているのがわかる（図13～15）．

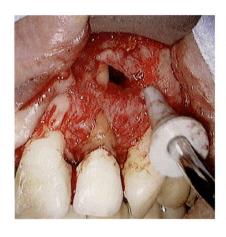
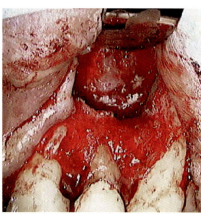

図11a｜図11b

図11a フラップを開けると根尖部が露出している．
図11b 根尖を切除し，病変部を掻爬する．骨欠損は非常に大きく，口蓋側まで骨が吸収した "through & through bony lesion" が観察された．

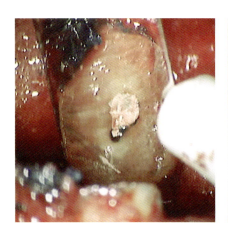
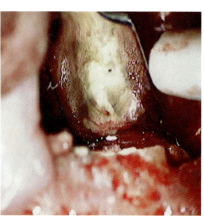

図12a｜図12b

図12a, b 逆根管治療は，通法どおり根尖を切除後，超音波レトロチップで逆根管拡大を行い，MTA にて逆根管充填を行った．

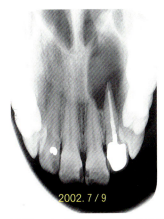 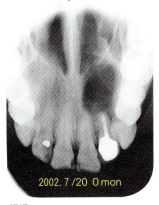 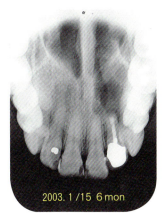 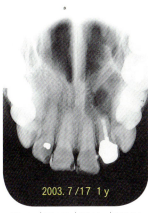

図13a〜d　術前から術後1年までの経過．　　　　　　　　　　　　　　　　　　　　図13a｜図13b｜図13c｜図13d

図14a｜図14b｜図14c

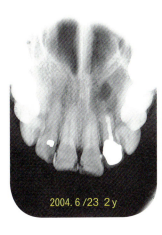 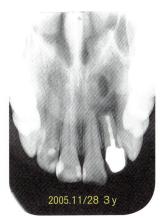 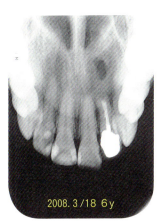

図14a〜c　術後2年から6年までの経過．術後に形成された瘢痕組織に変化は見られず，根尖部付近の治癒は順調である．

図15a｜図15b

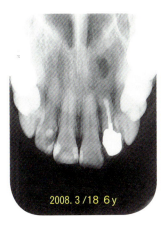 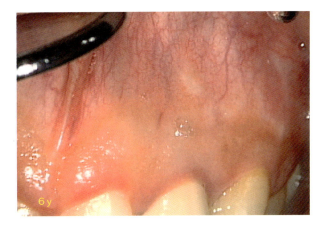

図15a, b　術後6年のオクルーザルフィルムと口腔内写真．歯肉はとくに陥没することもなく治癒した．

Case2　根尖相当部の腫脹

　患者は20歳，女性．患歯の 2| は，他医院で根管治療するも根尖相当部の腫脹が治まらず紹介を受ける．術前のオクルーザルフィルムで 2| の根尖部の大きな透過像が見られる（図16a）．

　通法の根管治療を試みるも，根尖は#120のファイルでやっとストップを感じるくらい大きく破壊されており，滲出液が止まらない状態であった．数回根管治療を行うも症状に変化はなく，逆根管治療により対応する．根管

は逆根管治療を行う前に根管充填を行う必要があるが，根管充填時に根尖を穿通すると滲出液が止まらなくなるので，根管内にパッキングしたCa(OH)$_2$を根尖部に2～3 mm残した状態で根管を乾燥し，根管充填を行う．外科処置は根管充填後，シーラーが硬化してから行われるべきで，外科処置中に根管充填をしたり，根管充填をオーバーに行い根尖を切除するだけで逆根管充填しないという古い考えは間違いである．

逆根管治療は通法に従い，MTAにて逆根管充填を行った（図16c）．経過観察は6か月ごとにエックス線撮影を行う．治癒は非常に順調で，術後6か月には根尖部に歯根膜腔の連続が観察され，瘢痕形成は見られなかった（図17a～d）．図18a, bは術後5年のエックス線写真ならびに歯肉の状態である．

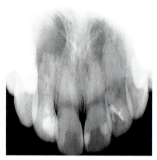
図16a　術前のオクルーザルフィルム．2|は歯根が未完成なのか根管が太く根尖も大きい．大きな根尖部透過像が見られる．

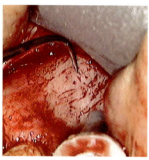
図16b　フラップを開けてみると，唇側の骨には骨吸収による開窓は見られない．

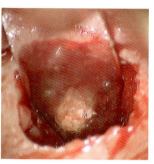
図16c　通法に従い逆根管治療を行う．

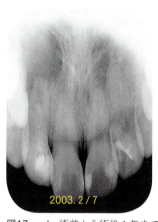
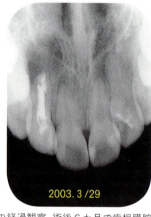
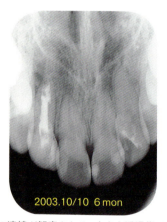
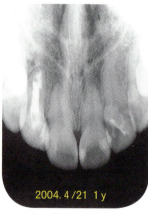

図17a～d　術前から術後1年までの経過観察．術後6か月で歯根膜腔の連続が観察される．大きな透過像であったが，口蓋側に骨吸収がなく，瘢痕形成は見られなかった．

| 図17a | 図17b | 図17c | 図17d |

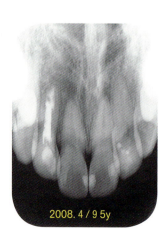
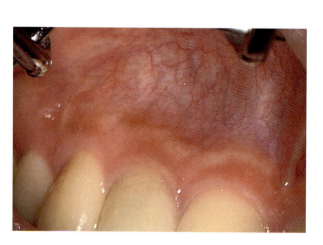

| 図18a | 図18b |

図18a, b　術後5年のオクルーザルフィルムと口腔内写真．

Case3　1年以上も根管を開放？

　患者は40歳，女性．患歯の`2|`は，根管治療後仮封をすると口蓋側の歯肉が腫脹するとのことで紹介来院した．前医の診断では，口蓋側に骨吸収があるので，唇側から外科処置を行うと瘢痕形成が起こり治癒が期待できないとのことで，1年以上も根管が開放されている（図19）．まずは通法の根管治療を試みるが，根管はかなり太く拡大されており，根尖孔は#100のファイルでやっとストップを感じるほどで，これ以上の機械的根管拡大は控えざるをえない（図6a）．根管の清掃は洗浄に頼るところが大きく，EDTAとNaClOによる根管洗浄を超音波振動の併用により行う．Ca(OH)$_2$を根管にパッキングし，仮封後経過観察したところ，2週間後に口蓋側の歯肉に腫脹をきたした．患者はこれまでに同様の経験を繰り返しており，これ以上治療が長期に及ぶことを希望せず，この時点で逆根管治療による対応に踏み切る．根管はCASE 2同様に根管充填をしてから外科処置を行った（図20a）．

　フラップを開けると，病変部から排膿が見られたが（図20a），エックス線透過像内のすべてが膿で満たされているわけではなく，ほとんどは肉芽様組織で一塊として取り出すことができた（図20b）．エックス線による経過観察では，6か月後には根尖部の治癒と瘢痕形成が観察された（図21，22）．

　1年にも及ぶ根管開放に何の意味があったのであろうか．

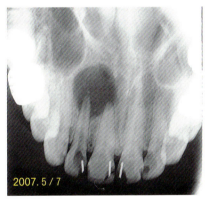

図19　患歯は`2|`．長期間根管が開放されているが透過像の縮小は見られない．`1|`はバイタルテストに反応．

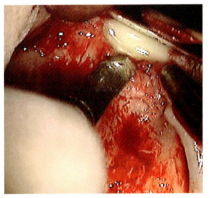

図20a，b　フラップを開ける途中で排膿が見られたが，病変部はほとんど肉芽様組織で一塊として掻爬することができた．

図20a｜図20b

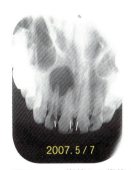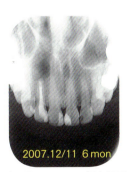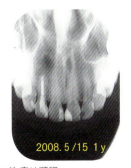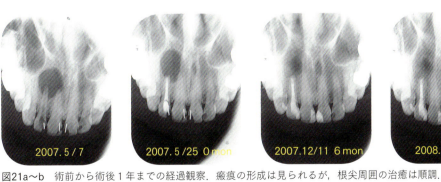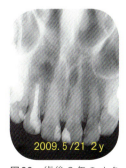

図21a～b　術前から術後1年までの経過観察．瘢痕の形成は見られるが，根尖周囲の治癒は順調．

図21a｜図21b｜図21c｜図21d

図22　術後2年のオクルーザルフィルム．経過は順調である．

Case4 排膿が止まらなければ抜歯か？

患者は19歳，女性．患歯の2|は，根管からの排膿が止まらず，数件の歯科医院と大学病院で抜歯と診断された．根管はCASE 3と同様に長期間開放されている（図23）．瘻孔からの排膿はわずかであったが，根尖を穿通したところ大量の排膿が拍動性に見られた（図24a，b）．患者は長期に及んでいる治療に疲れている反面，何とかこの歯を保存したいとの希望がある．前述のCASE 3同様に通法の根管治療を済ませたうえで逆根管治療により対応する．

フラップを開けると，歯根を覆う骨は歯頸部から根尖まで吸収しており，術後の経過に不安を感じるとともに，根尖病変を放置すると歯頸部から根尖に向かい骨吸収が起こることを痛感した（図25a，b）．術後1年までの経過は順調である（図26a〜c）．

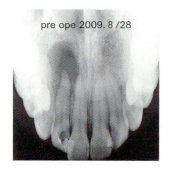 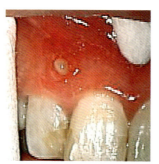 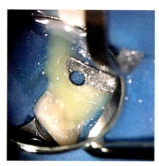

図23｜図24a｜図24b

図23　患歯の2|は根管からの排膿が止まらず長期間開放されている．透過像も大きく抜歯との診断を受ける．
図24a　瘻孔が形成されているが排膿はほとんどない．
図24b　根尖を穿通すると大量の排膿が拍動性に見られた．

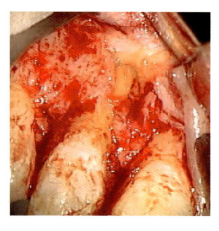 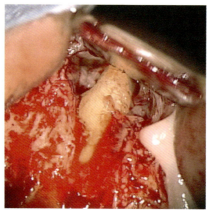

図25a｜図25b

図25a，b　フラップを開けると歯頸部から根尖部まで細く骨吸収が続いていた．

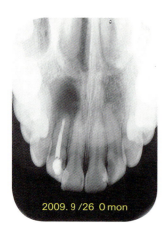 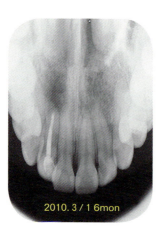 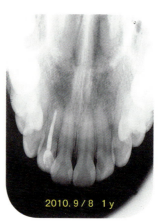

図26a｜図26b｜図26c

図26a〜c　逆根管治療直後から1年までの経過観察．経過は順調である．

Case5 逆根管治療の適応症

　患者は27歳，女性．2＋2に根管治療を受けるも，2 1 に大きな透過像が見られた．前医の根管治療に問題があるとは思えない（図27）．図2に示した逆根管治療の適応症の❻と判断し，逆根管治療により対応した（図28a）．透過像は大きいが，フラップを開けてみると唇側の骨吸収はわずかであり，最小限の骨削除でアクセスを行う．歯根断面を観察し，歯根破折がないことを確認した（図28b，c）．逆根管充填時の止血は，ボスミンを染み込ませた綿球を骨窩洞内に圧接して行い，MTA（グレータイプ）にて逆根管充填を行う（図29a，b）．術後の経過観察で，6か月後には根尖部がほぼ治癒しているのがわかる（図30a〜c）．術後4年であるが，経過は順調である（図31）．

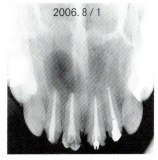

図27　患歯は2 1 で2＋2に根管治療を受けるも右側だけに大きな透過像が見られた．

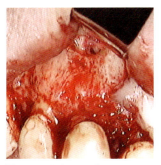

図28a　オクルーザルフィルムから大きな透過像が観察されたが，フラップを開けてみると唇側の骨吸収はさほど大きくない．

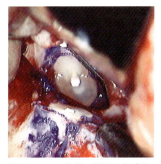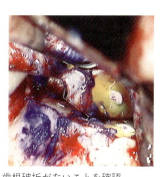

図28b，c　歯根の断面を観察し，歯根破折がないことを確認．

図28b｜図28c

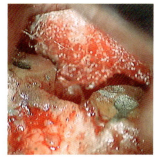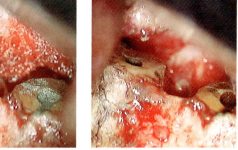

図29a｜図29b

図29a，b　逆根管治療がこの手術の目的で，最重要ポイントである．通法どおり根管を処置し，MTA（グレー）で逆根管充填を行う．

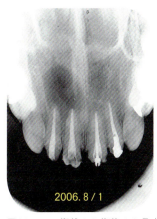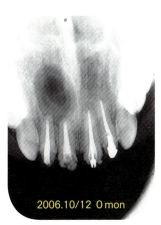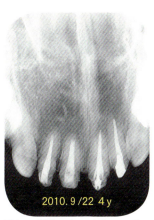

図30a〜c　術前から術後6か月までの経過観察．

図30a｜図30b｜図30c

図31　術後4年のオクルーザルフィルム．経過は順調である．

4 まとめ

本稿で提示させていただいた CASE の範囲において，図5に示した疑問点に対する筆者なりの考えを以下に述べさせていただく．

① 病変の縮小を待ってから逆根管治療を行う必要はなく，長期間根管を開放しても病変は縮小しない．

② 長期間の根管開放は根管内の感染を複雑にするばかりでまったく意味がない[9]．開放するのは急性期においてのみ，しかも短期間に限る．根管治療して仮封後に腫脹するのであれば，歯肉を切開して排膿させるか抗生剤により消炎をはかる．根管治療は通法に従って終了し，根管充填後に問題が生じた場合は速やかに逆根管治療にて対応する．

③ 外科処置後，骨内に形成された瘢痕組織はとくに問題にならず，治癒の失敗ではない．

④ 骨補填材の充填は必要ないばかりか，術後の経過観察の妨げにもなるので行わない（図32〜35）．

⑤ 今回報告した CASE 1 はかなり大きな病変かと思われるが，順調に治癒しているので，ほとんどの症例は治療の対象になると思われる．病変部は可及的に掻爬できれば十分であり，たとえ残存上皮を取り残したとしても治癒に影響を及ぼすことはない．重要なことは根管系の感染を遮断することである[10]．

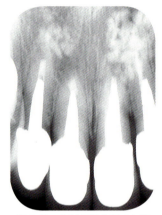

図32 根尖部に外科処置を受けた際，骨補填材を充填されたと思われる症例．再発して瘻孔が形成されたが，填材があるため，根尖部の病変が不明瞭である．

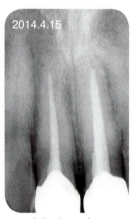

図33a, b 患歯は｜1．デンタルエックス線で根尖に透過像は見られないが，唇側歯肉には膿瘍の形成が見られる．患歯は数年前に外科的に根尖部を処理され，その際骨欠損部に骨補填材を入れたとのことである．

図33a｜図33b

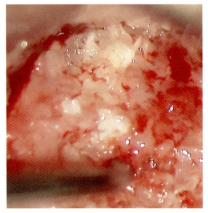

図34 フラップを開けてみると，骨欠損部は骨補填材と肉芽組織が交じり合った状態でまったく治癒していない．

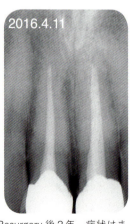

図35 Resurgery 後2年．症状はまったくなく経過は順調に思えるが，デンタルエックス線では骨補填材の影響で治癒しているのか判断できない．

Case6　根尖病変は完全に掻爬する必要があるのか

前述したように，根尖部肉芽組織を完全に除去することは逆根管治療の目的ではない．

Liaoらは，炎症性根尖周囲組織にも間葉系幹細胞が存在することを報告しており[11]，炎症性根尖周囲組織を意図的に残すことで，大きな骨吸収がある症例でも，骨補填材などを充填することなく早く確実に骨を治癒させることができるかもしれない．

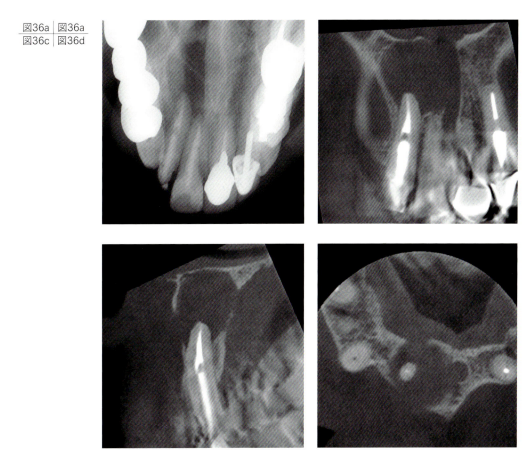

図36a〜d　患歯は2｜1．前医が根管治療するも根尖部透過像が縮小しないとのことで逆根管治療の依頼を受ける．口蓋側に腫脹を繰り返すとのことであった．CBCTにより観察すると骨吸収は鼻腔底に近接しており，2｜では骨吸収がいわゆるthrough&throughの状態で，水平断では骨吸収が切歯管にまで及んでいるのがわかる．このような症例で，病変部を完全に掻爬することは不可能ではないだろうか．本症例では2｜1の逆根管治療のみを行い，病変部の掻爬はまったく行わずに経過を観察した．

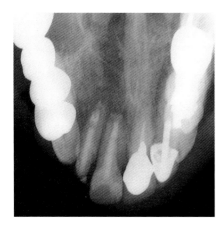

図37 逆根管治療後6か月のオクルーザルフィルム．2̲1̲根尖部がほぼ治癒しているのがわかる．

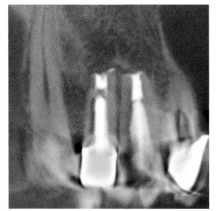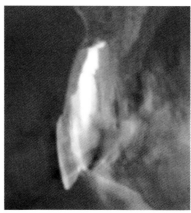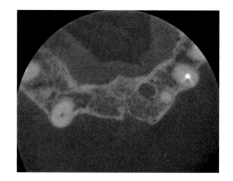

図38a～c 術後1年のCBCT像．治癒は順調で骨内に瘢痕組織は形成されていない．

図38a｜図38b｜図38c

4 垂直歯根破折の外科的診断

はじめに

　垂直性歯根破折(以下，VRFと略)は，Endodontic Complicationsのなかでもっとも厄介なもので，抜歯に至る主たる原因であるともいわれている[1]．歯周病やう蝕は予防できても，咬合力が要因と考えられるVRFは防ぎようがない．またVRFの臨床症状は咬合時痛，歯肉の腫脹など，ペリオあるいはエンド由来の病変と類似しており，診断が難しく，放置すると歯根破折線に沿って細菌感染による炎症が持続し，歯周組織の破壊が引き起こされるという非常に危険な病態をとる．VRFに対して保存を試みた症例報告もあるが[2]，限りなく抜歯へ近づくことに変わりはない(図1〜5)．

　VRFの特徴としてTamseらは，
①幅の狭い孤立したポケットの存在(67.4％)
②歯根を取り囲むようなエックス線透過像の出現(50％)
③歯肉縁に近い部位に出現する瘻孔(34.8％)
などを3兆候として挙げているが，どれも100％の確定診断材料にはならない．またVRFは上顎第二小臼歯，下顎大臼歯近心根に多発したこと，被験歯92症例のVRFを，一般医はわずか1/3しか診断できなかったことを報告している[3]．

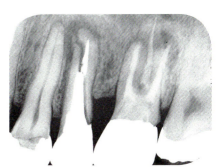
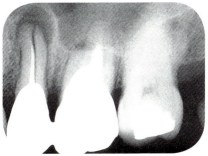
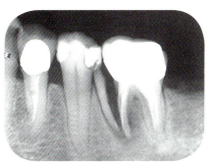

図1a〜c　エックス線上で観察できる歯根破折．　　　　　　　　　　　　　図1a 図1b 図1c

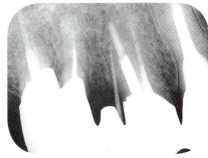
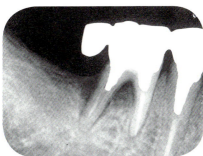
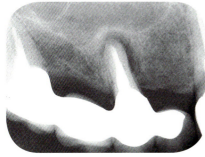

図2　実際にはエックス線上でわからないVRFがほとんどである．根尖に透過像がないにもかかわらず，瘻孔がある．

図3a, b　古くからカンチレバーは歯根破折を起こすといわれてきた．
　　　　　　　　　　　　　　　　　　　　　　　　　　　　図3a 図3b

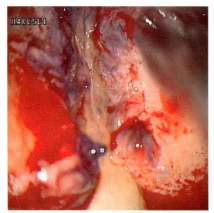 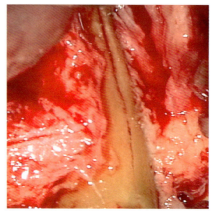 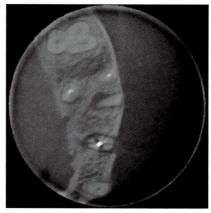

図4a,b　VRFに沿って歯周組織の破壊が起こる．このくらい開いたVRFであればCBCTではっきり観察できる．

図4a 図4b

図5　図4aの症例のCBCT水平断像．VRFは頬側だけでなく口蓋側にまで及んでいるのがわかる．

1　VRFの診断

　VRFの確定診断は破折線を見つけることである．補綴物が装着されていなければ，患歯をマイクロスコープ下で観察することで，歯冠側からの破折線であれば発見することができる．メチレンブルー，カリエスディテクター，ヨードチンキ等の色素を使用するとさらにみやすくなる．VRFは根管治療を受けていない歯にも起こる．深いう蝕等，根管に感染が及んだ形跡がないのに根尖に透過像が見られるような歯はとくに要注意である（図6〜9）．

　補綴物が装着されており，除去が容易ではない場合は，前述した3兆候を頼りに診断するか，診断的外科処置を行うしかない（図10，11）．

　VRFは歯冠側からも根尖側からも発生するが，歯冠側からの観察では根尖性VRFの破折線は見えず，苦労して補綴物を除去しても診断ができないというジレンマは避けられない．一方，診断的外科処置においては，歯根の断面を観察することで破折線を見つけることが可能となり，診断が確実である．破折線がなければ逆根管治療にて根尖部を処置すれば治療も確実にできるので，VRFの診断には不可欠である（図12，13）．

　近年，CBCTによる三次元的エックス線の撮影が可能となり，VRFの診断にも有効かと思われるが，亀裂はCBCTでも写らないこと，補綴物の金属，根管充填材などによるアーチファクトにより破折線が見えづらいことなどから，破折線が大きく開いている症例でしか確定診断には至らない（図5）．

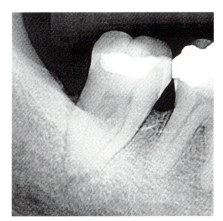
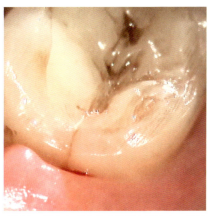
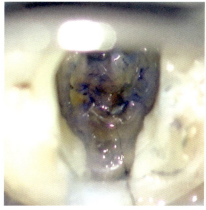

図6a 患歯は7|．術前のデンタル．歯肉の腫脹を繰り返すとの主訴．

図6b 遠心にはかなり咬耗が見られ，辺縁隆線部に亀裂が観察される．

図6c 窩洞形成し，メチレンブルーで染色．VRFが根尖方向へ伸びているのが観察される．

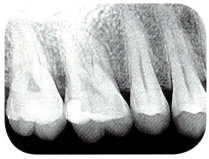
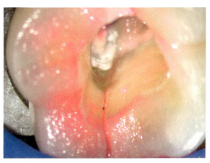
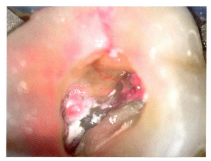

図7a 患歯は|6．急性歯髄炎様の激痛を訴えて来院．はたして原因は何であろうか．

図7b 患歯の近心観．カリエスディテクターで染色すると歯根へと続く破折線が見られた．

図7c 患歯の遠心観．近心と同様に破折線が見られた．

図8a 図8b

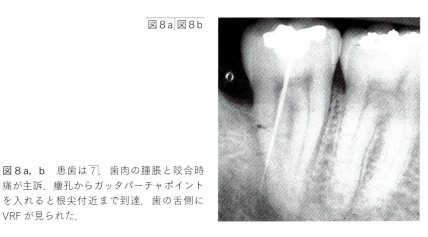

図8a, b 患歯は7|．歯肉の腫脹と咬合時痛が主訴．瘻孔からガッタパーチャポイントを入れると根尖付近まで到達．歯の舌側にVRFが見られた．

図9a 図9b

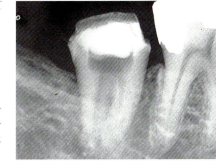
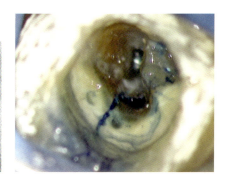

図9a, b 患歯は7|．他医院で根管治療を繰り返すも症状がとれないとのこと．仮封を外してメチレンブルーで染色すると，遠心に根尖へ向かってVRFが観察される．

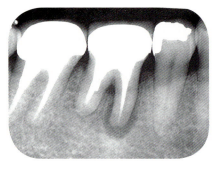 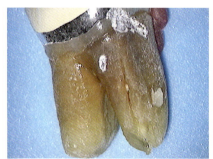

図10a，b 被根管治療歯のVRF．患歯の6｜近心根にはVRFに見られる典型的な透過像と歯肉縁に瘻孔が見られた．

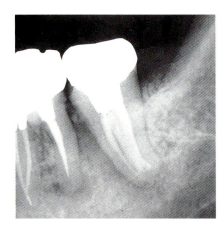 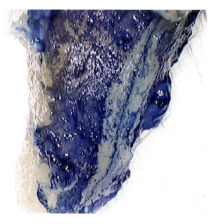

図11a，b きちんと根管治療された｜7．歯肉縁に瘻孔が見られた．歯根の近心にはVRF特有の透過像が見られた．

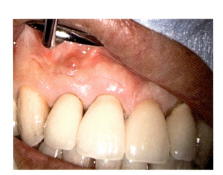 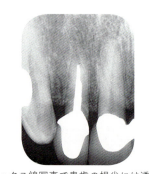 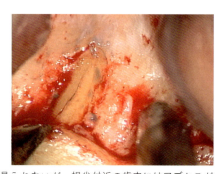

図12a〜c 診断的外科処置．患歯は｜2．デンタルエックス線写真で患歯の根尖には透過像は見られないが，根尖付近の歯肉にはアブセスが観察される．フラップを開けるとVRFが観察された．VRFが根尖まで達しないと根尖部の透過像は観察されない．

図12a｜図12b｜図12c

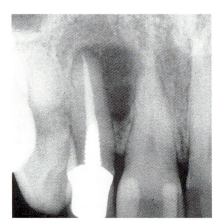 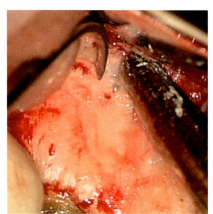 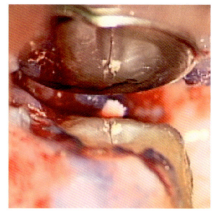

図13a〜c 患歯は｜2．近心に大きな透過像が見られるがまったく症状はない．フラップを開けても唇側の皮質骨は残存しており，歯根は露出していない．骨窩洞を形成し，肉芽組織を掻爬したが，予想に反して歯根の近心にはVRFは観察されない．逆根管治療のために窩洞形成をすると，口蓋側にVRFが観察された．フラップを開ければVRFが簡単に見えると思うととんでもない．

図13a｜図13b｜図13c

2 診断的外科処置

　診断的外科処置は，基本的に逆根管治療と同様の術式となる．術前に患者あるいは紹介医と，歯根に破折があった場合の処置を打ち合わせしておくことが肝要である．術前からVRFが疑われる場合，いきなりフラップを根尖側に開かず，歯頸部を露出させたところで見える範囲を観察する．色素に染まる破折線が見えなければフラップを根尖側へ広げるが，すでに骨吸収があり，歯根が露出しているような症例では，歯根を覆う肉芽組織を除去し，露出した根面を観察する．歯根が骨に覆われ，皮質骨にまったく骨吸収がない場合は，逆根管治療に準じて根尖を見つけ，先端を約3mm切除し，断面を色素で染色して観察する．その際，断面が滑沢でないと断面の切削痕が破折線のように見えることもある．また破折線様に色素で染色された場合，再度その部位を研磨して染色してみる必要がある．研磨後も同様に染色されれば破折線であり，研磨後も染色されなければ側枝が染色されていた可能性もある．断面に破折線が見られなければ，逆根管拡大を行い，根管内を乾燥させて観察を行う．ここまで行えばほとんどのVRFは発見できるはずであるが，外科的アプローチは唇側，頰側からしかできず，口蓋，舌側に限局したVRFは根管内からも見えないことがある(図14, 15)．

　VRFはビデオ等で破折線を記録し，患者に見せて理解を求めるが，基本的に抜歯の適応となる．術前にまったく歯根破折の兆候がなく，逆根管治療のつもりで外科処置を始めた後にVRFに気づく症例は非常に多い．この場合，術中に患者に抜歯の同意を求めるのは無理なので，すべてを動画で記録したうえで逆根管治療まで済ませ，術後に動画を見せて説明するようにしている．VRFがあっても逆根管治療を済ませて経過をみた場合，どのくらいの期間歯を保存できるかは，患者から頻繁に受ける質問ではあるが，明確に答えられるクライテリアはない．

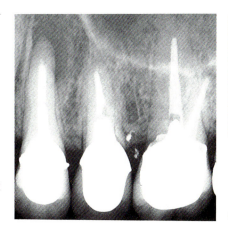 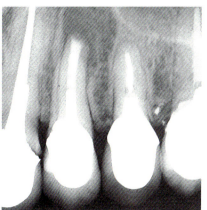

図14a　患歯は|4．根尖に透過像があり，逆根管治療を行う．
図14b　術直後．

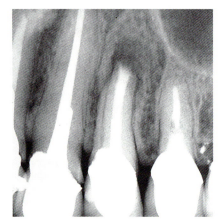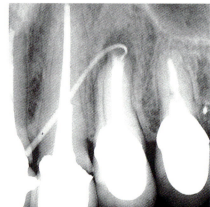

図14c｜図14d

図14c　術後6か月．経過は順調であった．
図14d　術後1年．瘻孔が出現

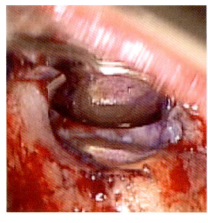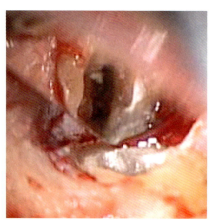

図15a｜図15b

図15a　再度フラップを開けて断面を観察するも，VRFは見られない．
図15b　再度逆根管治療を試みるが根管内にVRFは見えず．結局抜歯になり，歯根を観察すると，歯根の口蓋側にVRFがあり，根尖部の断面には破折線が見られない．

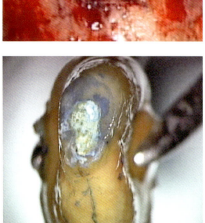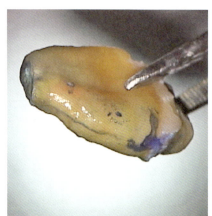

図15c｜図15d

図15c, d　抜歯された歯を観察．

3 症例

Case1 咬合時痛，歯肉の腫脹

　患歯は 6 。再根管治療後5年経過し，咬合時痛，歯肉の腫脹をともない再来院した．深いポケットや瘻孔はなく，近心根を逆根管治療することにした（図16a，b）．術前のCBCT像を図17a〜dに示す．図17aは近心根の前頭断で，根尖部および頬側に骨吸収が見られる．歯根の3か所を水平断像で観察してみると，図17bは歯頸部に近い断面であるが，根管充填された4根管が見られ，骨吸収，破折線は見られない．図17cは近心根の根尖1/3付近である．頬側および歯根周囲に骨吸収像が見られる．わずかに頬側に破折線を疑う部分が見える．図17dの根尖付近の断面をみると，頬舌方向に破折線らしき線が見える．外科的に近心根の断面を観察したところ，破折線が観察された（図18：緑矢印）．

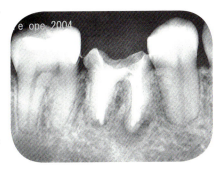
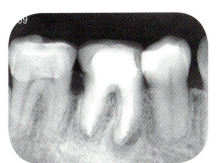

図16a，b　深いポケットや瘻孔はなく，近心根を逆根管治療することにした．

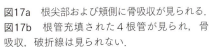

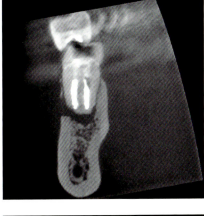
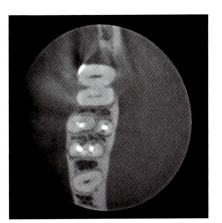

図17a　根尖部および頬側に骨吸収が見られる．
図17b　根管充填された4根管が見られ，骨吸収，破折線は見られない．
図17c　頬側および歯根周囲に骨吸収像が見られる．わずかに頬側に破折線を疑う部分が見える．
図17d　頬舌方向に破折線らしき線が見える．
図18　外科的に近心根の断面を観察したところ，破折線が観察された（→）．

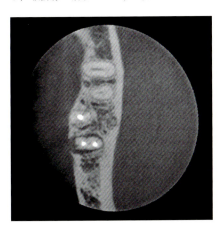
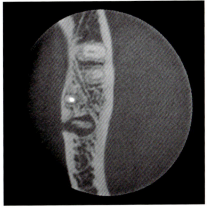
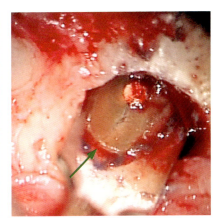

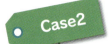

Case2　6⌋の違和感

　患歯は6⌋．患者は6⌋の違和感を訴え，他医院にて抜髄処置を受けるも長期間不快感を訴えていた．ペインクリニックも受診したが痛みに変化はなく，根管充填後17年が経過して近心根の根尖に透過像が出現（図19a～c）．逆根管治療を行うためにCBCTを撮影した（図20a～d）．

　図20a，bの近遠心断，頬舌断像ではまったくVRFの兆候はみられない．図20cの近心根の断面像を見てみると，アーチファクトで不鮮明ではあるが頬側に破折線がみえる．診断的外科処置により根尖を観察すると近心根の根尖が破折しているのがわかる（図20d）．

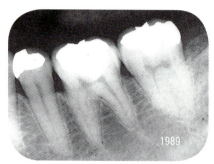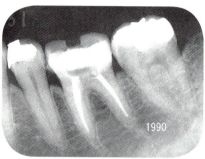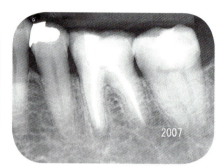

図19a～c　根管充填後17年が経過して近心根の根尖に透過像が出現．

図19a｜図19b｜図19c

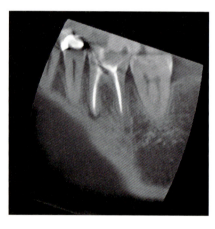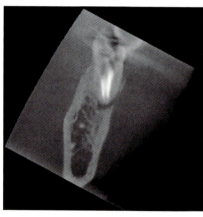

図20a｜図20b

図20a, b　矢状断，前頭断像ではまったくVRFの兆候はみられない．

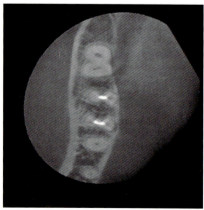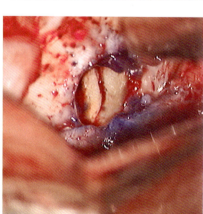

図20c｜図20d

図20c　アーチファクトで不鮮明ではあるが頬側に破折線が見える．
図20d　診断的外科処置により根尖を観察すると近心根の根尖が破折しているのがわかる．

Case3　根尖部透過像

患歯は|2｜．術前に症状はまったくなく，主治医に根尖部透過像を指摘されて紹介来院．太いメタルポストが装着されているが歯根破折を疑う兆候はまったく見られなかった（図21a）．逆根管治療のために根尖を切除し，逆根管拡大を行ったところ，口蓋側に破折線を発見した（図21b）．症状がないことから逆根管充填まで済ませて経過観察とした．術後1年が経過したが，根尖部の治癒は見られない（図21c）．

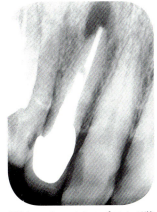
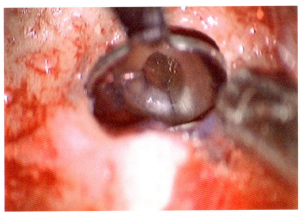
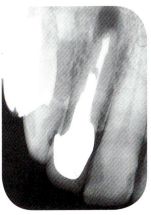

図21a　太いメタルポストが装着されているが歯根破折を疑う兆候はまったく見られなかった．

図21b　逆根管治療のために根尖を切除し，逆根管拡大を行ったところ，口蓋側に破折線を発見した．

図21c　術後1年．根尖部の治癒は見られない．

Case4　|1｜の瘻孔，|2｜の根尖病変

患歯は|1｜と|2｜．術前のエックス線写真では，|1｜は瘻孔が鼻腔内に存在していた．|2｜の根尖病変は小さく症状もまったくなかったが，患者の希望で同時に逆根管治療を行った．両歯ともブリッジの支台歯であるが，術前の診査でVRFを疑う兆候はまったくなかった（図22a）．|2｜の根尖を切除して断面を観察すると唇側に破折線が観察された．患者は矯正治療の予定もあり，逆根管充填して経過を観察することとした（図22b）．術直後のエックス線写真，術後2年のエックス線写真を図22c，dに示す．症状もなく安定している．

図22a｜図22b

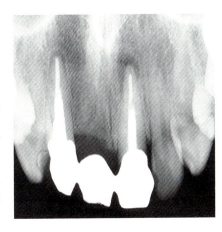
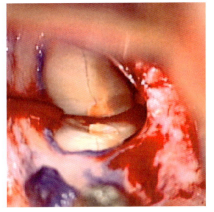

図22a　術前のエックス線写真．|1｜は瘻孔が鼻腔内に存在していた．|2｜の根尖病変は小さく症状もまったくなかったが，患者の希望で同時に逆根管治療を行った．

図22b　|2｜の根尖を切除して断面を観察すると唇側に破折線が観察された．患者は矯正治療の予定もあり，逆根管充填して経過を観察することとした．

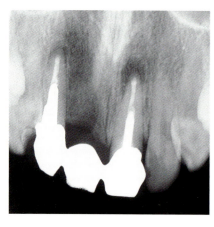 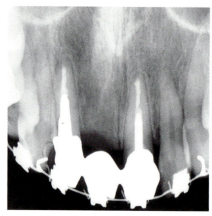

図22c│図22d

図22c, d 術直後と術後2年のエックス線写真．症状もなく安定している．

Case5　|1 根尖相当部歯肉にアブセス

　患歯は|1 2．両歯とも太くて長いメタルポストが装着されており，根尖を切除すると逆根管充填ができなくなる．|1根尖相当部歯肉にはアブセスが存在した（図23a）．|1の根尖周囲には大きな骨吸収が見られたが，2|の根尖病変は小さく，歯根上には骨が存在していた（図23b）．まったくVRFを予測していなかったが，断面を染色してみると2|の唇側に破折線が観察された（図23c：緑矢印）．患者の希望により逆根管充填して経過を観察することとした．術後2年のデンタルエックス線写真では，|1の根尖はきれいに治癒している．2|に症状はまったくないものの，歯根膜腔の連続が観察できない（図23d）．

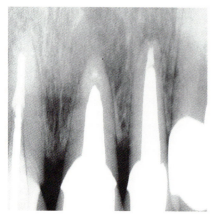 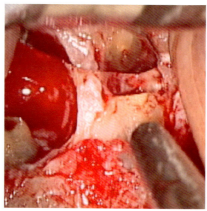

図23a│図23b

図23a 術前のデンタルエックス線写真．|1 2とも太くて長いメタルポストが装着されており，根尖を切除すると逆根管充填ができなくなる．|1根尖相当部歯肉にはアブセスが存在した．
図23b |1の根尖周囲には大きな骨吸収が見られたが，2|の根尖病変は小さく，歯根の上には骨が存在していた．

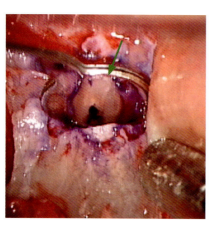 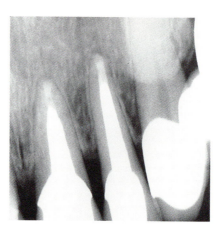

図23c│図23d

図23c 断面を染色してみると2|の唇側に破折線が観察された（→）．
図23d 術後2年のデンタルエックス線写真．|1の根尖はきれいに治癒している．2|に症状はまったくないものの，歯根膜腔の連続が観察できない．

Case6　5⏌の大きな透過像

　患歯は5⏌．術前のデンタルエックス線写真（図24a）で大きな透過像が観察されるが，根管充填は十分に行われているように見える．日常の臨床でこのような症例に遭遇することは多いが，通法の再根管治療をするか，逆根管治療を選択するかはあまり明確な判断基準はない．やりやすさという意味では通法の再根管治療のほうが受け入れられやすいかもしれないが，はたして正しい選択なのであろうか．

　逆根管治療の適応症に"十分な根管治療がなされているのに治癒が芳しくない場合"というものがある[4]．実際に再根管治療を行ってみると，術前の根管充填が十分な場合，不十分な場合と比べて成功率が低いとの報告が

あり，その理由として，十分に根管充填された根管に残存した細菌は，再根管治療によって排除されにくく，根尖孔外にバイオフィルムを形成していたり，歯根嚢胞が存在したり，根管治療により発生したクラックが根尖に存在することなどが挙げられる[5, 6]．この症例もフラップを開け，病変を掻爬し，根尖部を観察してみると，根尖に亀裂が観察された（図24b：緑矢印）．亀裂は根尖部に限局しており，根尖切除で取り除ける範囲であったので，逆根管治療で治癒が期待できるが，もし通法の根管治療を行っていれば根尖の亀裂は発見できず，さらに根尖を拡大することにより亀裂も広がり，VRFへと発展した可能性もある．

図24a｜図24b

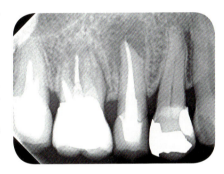 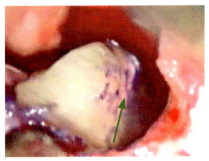

図24a　術前のデンタルエックス線写真．大きな透過像が観察されるが，根管充填は十分に行われているように見える．
図24b　フラップを開け，病変を掻爬し，根尖部を観察してみると，根尖に亀裂が観察された（→）．

Case7　⏌1の根尖病変

　患歯は⏌1．術前のデンタルエックス線写真（図25a）では根尖に病変が見られた．⏌1 2に逆根管治療を行う．⏌1は予想よりも根尖部の病変が大きく，口蓋側へと骨吸収が広がっていた．根尖部を観察してみると唇側に根尖性VRFが観察された（図25b）．根尖を切除後，唇側に露出した歯根の表面には破折線と側枝の開口部が観察された

（図25c）．破折線は骨吸収部の根尖側までで止まっており，歯冠側へは破折が及んでおらず，破折線と側枝の開口部とは近接していた．破折線と側枝を除去するために唇側に開放した逆根管窩洞を形成し（図26a），MTAにて逆根管充填した（図26b）．術直後，術後7年のデンタルエックス線写真を図26c, dに示す．経過は順調である．

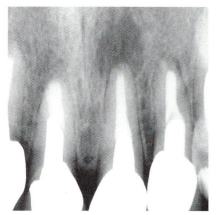
図25a 術前のデンタルエックス線写真．根尖に病変が見られた．

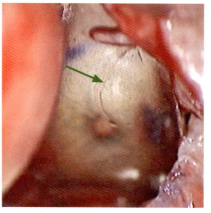
図25b 1̄ 2̄ に逆根管治療を行う．1̄ は予想よりも根尖部の病変が大きく，口蓋側へと骨吸収が広がっていた．根尖部を観察してみると唇側に根尖性 VRF が観察された．

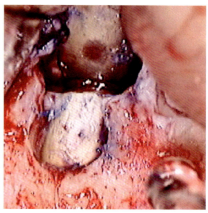
図25c 根尖を切除後，唇側に露出した歯根の表面には破折線と側枝の開口部が観察された．

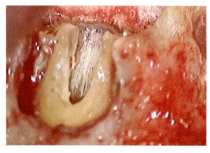
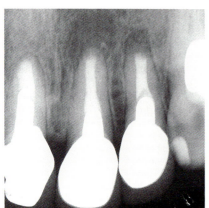

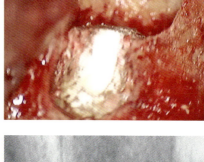
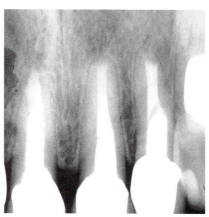

図26a｜図26b

図26a 破折線と側枝を除去するために唇側に開放した逆根管窩洞を形成．
図26b MTA にて逆根管充填した．

図26c｜図26d

図26c, d 術直後(c)，術後7年(d)のデンタルエックス線写真．経過は順調である．

4 まとめ

　VRF は肉眼では見えず，ルーペでは患者に説明することができない．歯冠側または根尖側のどちらから診断するにしても，マイクロスコープの使用は不可欠である．苦労して診断してもネガティブな結果であり，患者に喜ばれる内容ではないが，前述したように，破折歯を放置することは骨吸収を招くことであり，速やかに抜歯してつぎの治療へ進むべきである．

5 上顎大臼歯への逆根管治療

CBCT時代の再根管治療

近年，根管治療を取り巻く環境は大きく変化している（図1）．新しいテクノロジーと根管治療に関する生物学的理解の深まりは，これまで保存不可能だった歯の保存を可能にするかもしれない．たしかに，CBCTとマイクロスコープは，今まで見えなかった歯の解剖学的形態を見えるようにすることで，診断・治療を大きく変えたはずである．根管治療の基本は無菌処置を徹底することであり，根管から可及的に細菌を排除し，再感染を防ぐために緊密に根管充填をすることは根管治療の永遠の目的で，そのためにはCBCTで根管の形態を把握し，マイクロスコープ下で正確に処置することが不可欠である．初めて根管に手をつける抜髄などの症例にこれらを徹底できれば，再治療はなくなるはずである．

それでは，再根管治療はどうだろう？ 現在のCBCT時代においても，再根管治療の治療方針は百年一日のごとく，補綴物のむだな除去にはじまり，見つからない，あるいは開かない根管へのチャレンジ，洗浄・貼薬への過度な期待に終始してはいないだろうか．

本稿では，もっとも根管治療が難しい上顎第一大臼歯近心根を例に，CBCT時代の再根管治療を考えてみたい．

▶根管治療の変化は，治療成績の向上につながったか？

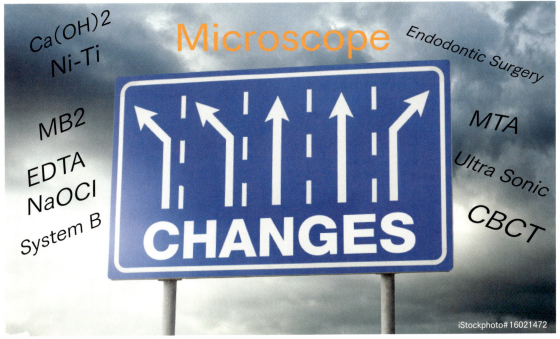

図1 根管治療の変化は，治療成績の向上につながったのだろうか．

1 再根管治療：コンベンショナルでいくか？ 外科でいくか？

●コンベンショナルな根管治療か？
　逆根管治療か？

　再根管治療において，コンベンショナルなアプローチを第一選択にすることは間違いではない（図2，3）．ただし，"これまでは"という注釈が必要ではなかろうか．デンタルエックス線写真だけで診断していた時代とは異なり，CBCT時代においては大臼歯のどの根管にトラブルがあるのか，コンベンショナルなアプローチで対応可能なのか，根周囲の解剖学的形態などを0.08mmのスライス幅で観察することができる．再根管治療にともなう補綴物の除去についても，最近の主流であるファイバーポストやレジンによる築造は，セメント合着されていたメタルによる築造と比較してはるかに除去が難しく，歯質の過剰削除にもつながり，歯の寿命を縮めることになるのではなかろうか．ここで強調したいのは，再根管治療はコンベンショナルな根管治療でも逆根管治療でも，どちらでも対応できると誤解されている症例が多いことである．逆根管治療が必要な症例は，想像以上に多いのである．進歩したのは根管治療だけではない．逆根管治療も飛躍的に治療成績が向上したのである[1]（図4）．

▶逆根管治療が必要な症例は，想像以上に多い

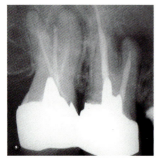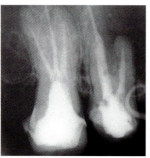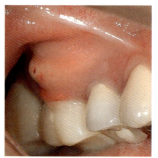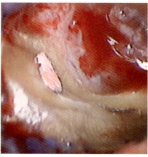

図2　苦労して補綴物を除去しても，根尖が穿通できない，MB2が見つからないという経験はないだろうか．

図3　結局再発を起こし，外科的に処置してみるとMB2が存在するのがわかる．

Author/Year	Magnification	Root-end Preparation	Root end Filling	Success
マイクロサージェリー				
Christiansen et al (2009)	Microscope	Ultrasonic	MTA	96%
Taschieri et al (2008)	Endo vs Micro	Ultrasonic	EBA	90〜92%
Kim et al (2008)	Microscope	Ultrasonic	IRM/EBA/MTA	95.2%
Taschieri et al (2007)	Endoscope	Ultrasonic	EBA	93%
Tsesis et al (2006)	Microscope	Ultrasonic	IRM	91.1%
Chong et al	Microscope	Ultrasonic	IRM/MTA	87〜92%
Rubinstein and Kim (2002)	Microscope	Ultrasonic	EBA	91.5%
Rubinstein and Kim (1999)	Microscope	Ultrasonic	EBA	96.8%
従来の逆根管治療				
Tsesis et al (2006)	None	Bur	IRM	44.2%
Arad et al (2003)	None	Bur	Amalgam/IRM	44.3%
Wessen and Gale (2003)	None	Bur	Amalgam	57%
Rahbraran et al (2001)	None	Bur	Amalgam/IRM/No fill	19.4%
Haise et al (1991)	None	Bur	Amalgam	68.7%

図4　マイクロサージェリーは従来の逆根管治療に比べ，飛躍的に成功率が向上した（参考文献1より）．

●再根管治療の成功率は？

根管治療の成功率に関する論文は数多くあるが、どの報告にも共通している結果は、根尖病変を有する再根管治療の成功率が低いことである．Sjogrenらの報告では、ラバーダム防湿の徹底，次亜塩素酸ナトリウム（NaClO）による根管洗浄，水酸化カルシウム（Ca(OH)$_2$）による根管貼薬，Lateral condensationによる根管充填を行うことで、学生による根管治療でも、根尖病変を有する再根管治療以外は高い成功率を示している（図5）．

この調査の対象歯を見てみよう（図6）．根尖病変を有する再治療歯のなかでも，上顎大臼歯の成功率は平均値を大きく下回るのがわかる．成功率は歯種により大きく違うのである[2]．

Gorniらは再根管治療の成功率を別の観点から調査した．すなわち、①本来の根管形態が維持されている症例（Calcification, Apical stop, Broken instrument, Underfilled canal など）と、②根管形態が維持されていない症例（Transportation, Apical resorption, Perforation, Stripping, Internal resorption など）について再根管治療の成功率を比較したところ，後者の根尖病変を有する再根管治療の成功率は40％とSjogrenらの報告よりさらに低い[3]（図7）．

またThe Toronto studyによると、再治療を行う場合、術前の根管充填状態が良好な症例では成功率が50％しかなく、根管充填状態が不十分な症例よりも有意に低いのである[4]（図8）．

▶再根管治療の成功率はかなり低い！

根管治療の成功率

抜髄		96％
感染根管治療	根尖病変（−）	100％
	根尖病変（＋）	86％
再治療	根尖病変（−）	98％
	根尖病変（＋）	62％
全体		91％

図5　どんなに無菌処置を徹底しても、根尖病変のある再治療は治療成績が悪い（参考文献2より）．

	歯種	根管充填済みの歯で根尖病変が存在する症例の再根管治療の成功率
上顎	中切歯	6/7
	側切歯	8/12
	犬歯	8/9
	小臼歯	13/25
	大臼歯	2/13
下顎	切歯	1/1
	犬歯	8/12
	小臼歯	10/12
	大臼歯	7/9
	Total	58/94（62％）

上顎大臼歯　再治療の成功率はたった15％

図6　病変のある再治療の成功率は平均で62％かもしれないが、上顎大臼歯においては、平均を大きく下回る（参考文献2より）．

歯種	再根管治療の成功率	
	n	（％）
本来の根管形態が維持されている症例		
根尖病変がない場合	76	91.6
根尖病変がある場合	140	83.8
本来の根管形態を逸脱した症例		
根尖病変がない場合	27	84.4
根尖病変がある場合	68	40.0

図7　本来の根管形態を逸脱した症例では、さらに成功率が下がる（参考文献3より）．

Variables	n	Healed（％ n）	P value
再根管治療前の根管充填状態			
良好な場合	22	50	<.001
不十分な場合	125	86	
術前のパーフォレーション			
なし	133	84	.007
あり	14	50	

図8　術前の根管充填がうまくできている症例では、再治療の成功率が低くなる（参考文献4より）．

● MB2の出現率は？

　Degeresnessらは上顎第一，第二大臼歯の近心根を水平に切断し，断面を観察することでMB2（近心頬側第2根管）の出現率を調査した．その結果は，第一大臼歯においては1根管が20％，2根管が79.8％．第二大臼歯においては1根管が38.1％，2根管が60.3％という結果であった．図9は根管の形態を示す．根尖部においては1〜3の根管がみられる歯がほとんどあり，髄床底に向かうにしたがい，イスムス形態がはじまるのがわかる[5]．

　図10は上顎第一大臼歯近心根の透明標本である．根尖部には2つの根管がみられ，根尖1/3からイスムスが頬舌的に広がるが，この部分は近遠心的には紙のように薄く治療は困難である．前述のようにMB2は上顎第一大臼歯では約80％，第二大臼歯では約60％の出現率であるが，それでは実際にはどのくらい治療が行えるのであろうか．

● MB2の治療は？

　Sempiraらのclinical studyでは，マイクロスコープ下で200本の上顎第一，第二大臼歯に根管治療を行うも，MB2が治療できた割合は第一大臼歯で33.1％，第二大臼歯で24.3％であった．しかも，それらは根尖から4mmアンダーまでしか治療できなくても「治療された」とカウントしている[6]．

▶ MB2の出現率

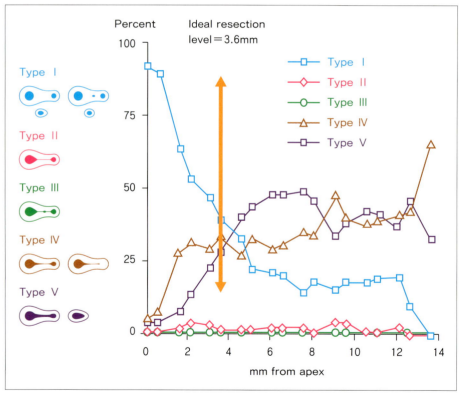

図9　上顎大臼歯の近心根は，根尖から3.6mmまではイスムスのない根管が存在し，歯冠側にいくにしたがってイスムスの形態が観察される（参考文献5より）．

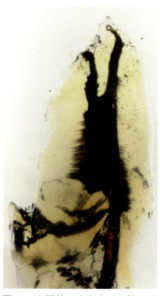

図10　上顎第一大臼歯近心根の透明標本．図9の結果同様の形態が観察できる（吉岡隆知先生のご厚意による）．

● CBCTでMB2はどれくらいわかるか？

では，CBCTによる診査でどのくらいMB2の存在が診断できるだろうか．

筆者は上顎大臼歯についてCBCTを撮影した100人分のデータを観察してみた．第一大臼歯近心根の断面像，水平断像を観察し，根管を3つのTypeに分けた（図11〜13）．

▶ CBCTを用いた上顎第一大臼歯近心根の分類

Type1
1根管．断面の中央に根管があり，頬舌断像でも1根管が根の中央にみられる（図11）．

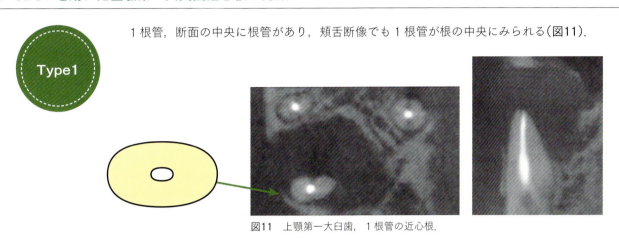

図11　上顎第一大臼歯，1根管の近心根．

Type2
2根管．断面に2根管が観察される．頬舌断でも2根管が観察されるが，根尖に向かい不明瞭になる場合もある（図12）．

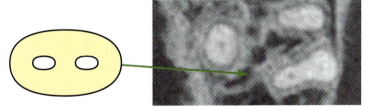
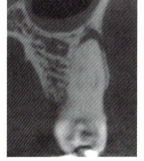

図12　上顎第一大臼歯，2根管の近心根．

Type3
1根管は明瞭に観察できるが歯根断面の頬側寄りに存在し，口蓋側にもう1根管の存在を疑うもCBCT頬舌断面像には見えない（図13）．

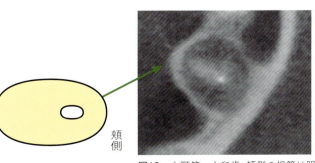
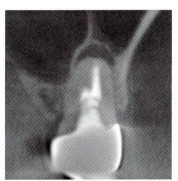

頬側

図13　上顎第一大臼歯．頬側の根管は明らかで，口蓋側にMB2の存在を疑うも，CBCT上で見えない．

以上の診断基準で観察してみたところ，**Type1**が23％，**Type2**が28％，**Type3**が49％という結果であった．この結果を前述の報告と比較してみると，Degernessらの報告では1根管が20％に対し，筆者の観察では23％．Sempiraらは33％の上顎第一大臼歯のMB2が治療可能であったと報告しているが，これもCBCTによる観察で見つかったMB2（28％）と大きく違わない．言い換えれば，「CBCTで見つかるMB2が治療できる根管」ということにならないだろうか（図14）．

問題は，Type3に分類された根管で，上顎第一大臼歯の近心根において，約半数はMB2の存在を疑うものの，CBCT上でも観察ができず，治療が困難な根管ということにならないだろうか．

まとめると，上顎第一大臼歯の近心根には約80％にMB2が存在するが，マイクロスコープ下で根管治療を行っても約33％しか治療できない．またCBCTを撮影しても約半数でMB2を観察することができず，コンベンショナルな根管治療では対応できない根なのである．

▶ CBCTで見つかるMB2が，治療できる根管

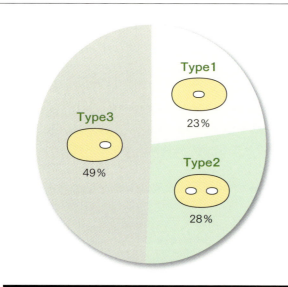

図14a　CBCTでも見えないMB2が約半分．

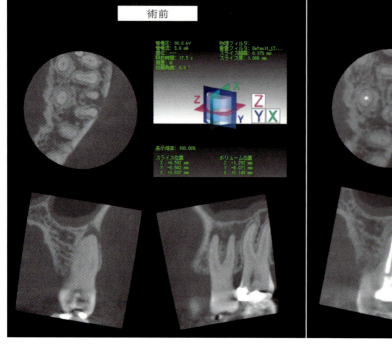
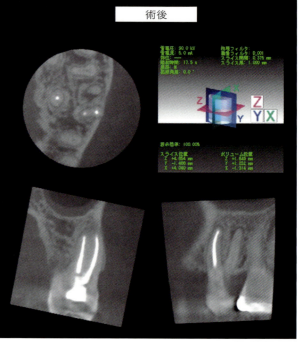

図14b　左は術前のCBCT像．結局CBCTで見える根管が治療可能な根管ではないだろうか．右は術後．

●上顎大臼歯の根尖病変を放置すると？

　根尖の病変が治癒しなくても，症状がないことを理由に放置してはいないだろうか．

　これまで，歯性上顎洞炎の発生率は10～12％と言われてきた[7]．しかしCBCTにて上顎大臼歯と上顎洞を観察してみると，上顎大臼歯根尖病変に起因すると思われる上顎洞粘膜の肥厚がしばしば観察される（図15）．

　Mailletらは，CBCTによる診査で，上顎洞炎を有する患者の半分以上に歯性の原因が疑われたと報告している[8]．これまでは歯性上顎洞炎の原因歯は抜歯されることが多かったが，根管治療により歯を保存し，上顎洞の炎症も治癒することが明らかとなり，これからは上顎洞炎の診断・治療に根管治療の果たす役割が大きくなると思われる（図16, 17）．

▶上顎洞炎の診断・治療に根管治療の果たす役割がUP

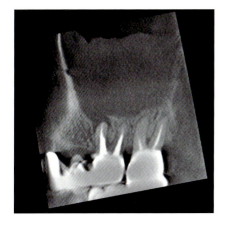

図15　CBCTを撮影してみると，6̲の根管に由来する炎症が，上顎洞へと波及している症例にしばしば遭遇する．

図16a｜図16b

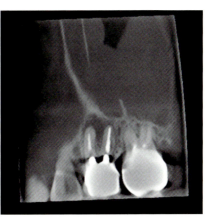 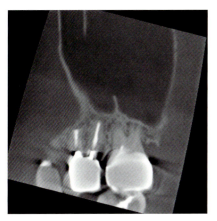

図16a　術前のCBCT像．6̲の近心根に病変があり，上顎洞の粘膜が肥厚している．
図16b　近心根に逆根管治療を行って1年後．上顎洞も根尖部もきれいに治癒している．

図17a｜図17b

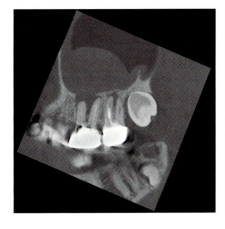 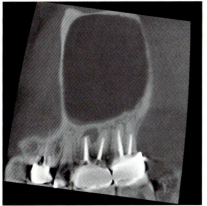

図17a　術前のCBCT像．6̲の根尖病変が原因と思われる上顎洞内に大きな不透過像，上顎洞底の骨吸収がみられる．
図17b　6̲, 7̲根管治療後1年．6̲の根尖部の治癒が遅れているが，上顎洞内はきれいに治癒している．

2 上顎第一大臼歯を再根管治療する場合のポイント

●術前にCBCTを撮影．上顎洞の形態を観察し，外科的にアプローチできるか判断する

▶外科的にアプローチできなければ通法の根管治療を行うしかない

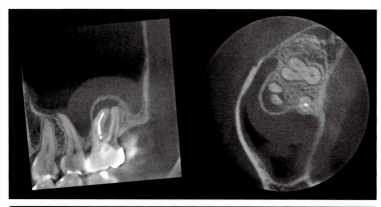

図18 術前のCBCTによる診査．まずは上顎洞と歯根，病変の位置関係を観察する．近心根には破折ファイルがあり，遠心根も病変が広がっている．頬側にまで上顎洞が入りこんでおり，頬側から根尖へアプローチするのは難しい．

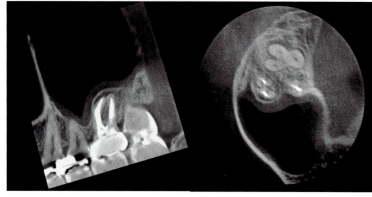

図19 破折ファイルを除去し，コンベンショナルな根管治療を行い1年後．

●口蓋根に根尖透過像がある場合

▶口蓋根の根尖へ外科的にアプローチするのは非常に困難であり，口蓋根にトラブルがある場合は通法の根管治療をするべき．

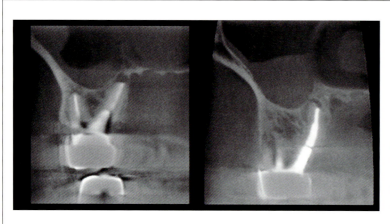

図20a｜図20b

図20a 口蓋根の根尖に病変がみられる症例は外科的に対応するのが困難なことが多い．深いメタルポストがあっても，除去して根管治療を行う．
図20b 口蓋根の根尖付近にレッジが形成された症例．こうなると解決するのは非常に難しくなる．

●近心根に根尖透過象がある場合 ➡ まず近心根の断面の観察

▶ 1根管あるいはMB2がはっきりと観察でき、レッジの形成等のエラーがない ➡ 通法の根管治療による再根管治療が可能

▶ MB2の存在が疑われるが不明瞭な場合や、レッジの形成や根尖を穿通できない場合など ➡ 通法の根管治療では対応できないので、逆根管治療を選択する（図21〜26）

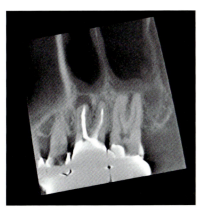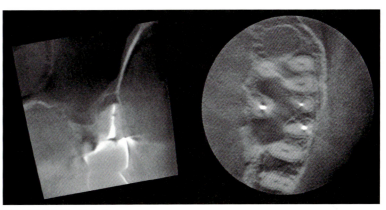

図21 |6 近心根のみに透過像が見られるが根管充填は十分に見える．
図22 近心根におそらくMB2が存在するものと思われるが、CBCTでも根管は見えない．

図21 | 図22

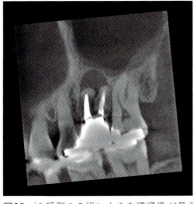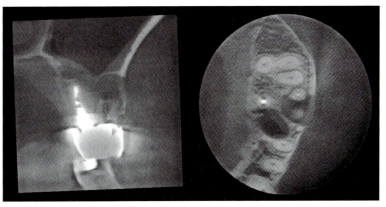

図23 |6 頬側の2根に大きな透過像が見られる．前医から、根尖を穿通できなかったとの報告．
図24 口蓋根の根尖には問題はないが、病変が上顎洞に近接し骨が薄くなっている．

図23 | 図24

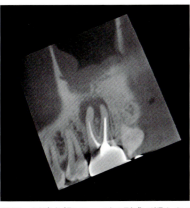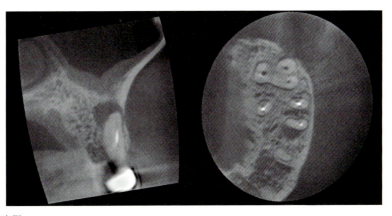

図25 近遠心根にレッジの形成が疑われる症例．
図26 近心根にはMB2の存在が疑われるがCBCTでも見えない．

図25 | 図26

3 GPが対応できる外科処置か，専門医による処置が適当か

上顎第一大臼歯近心根への逆根管治療はGPにも可能かと思われるが，いくつかの条件が必要である．

条件1　外科処置に慣れていること

大臼歯の逆根管治療を行う前に，逆根管治療の原則を十分に理解している必要がある．そのためには前歯部での経験があることに加え，フラップ手術の手技に慣れていることが大事である（図27）．

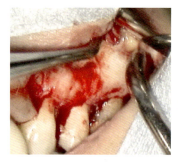

図27　十分に術野を確保することで，その後の処置をスムースに進めることができる．

条件2　マイクロスコープを使用すること

逆根管治療において，切開から縫合まですべての過程はマイクロスコープ下で行われる．倍率も低倍率から高倍率までが必要で，治療の記録もできるマイクロスコープが必須である（図28）．

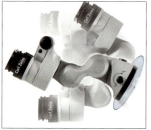
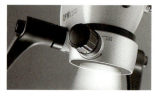

図28a｜図28b

図28　逆根管治療はすべての処置をマイクロスコープ下で，しかも直視する必要があるため，マイクロスコープには機動性が求められる．フォルダブルチューブ(a)，バリオスコープ(b)は手術時のポジショニングの可能性を広げてくれる．

条件3　CBCTによる術前の診査が可能なこと

根管の断面形態，根尖や病変部の上顎洞との位置関係，頬側骨の厚みなどを三次元的に把握することで安心して逆根管治療を行うことができる（図29）．

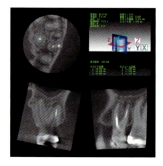

図29　CBCTによる術前診査で安心して逆根管治療を行うことができる．

条件4　自己流の処置は慎むこと

適切なフラップの設定，最小限の骨削除，3 mmルール，逆根管充填材の選択，正しい縫合の方法などを予め学習すること．歯科医師がこの処置を正しく習得する機会はなく，自己流の処置がほとんどである．逆根管治療の成功率が低いのではなく，自分の手技が間違っていることに気づくべきである（図30）．

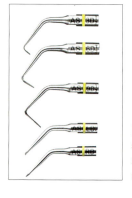

図30　SATELEC社レトロチップ Endo-success Apica Surgery．これまでの先端が3 mmのチップに加え，6 mm，9 mmのチップがある．

4 症例

Case1　GPが着手しやすいと思われる症例

①根尖病変と上顎洞が十分離れている症例（図31）　　②術前に瘻孔が存在し，フラップを開ければ歯根がすぐに見つかる症例

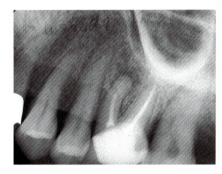
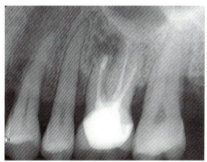

図31　GPが|6_近心根へ逆根管治療する場合，上顎洞と十分距離がある症例を選択することを勧める．

Case2　専門医による処置が適当であると思われる症例

①根尖病変が上顎洞へと交通している，もしくは上顎洞と近接しており，穿孔の危険が高い症例
② CBCTによる術前診査で，頬側の骨が残存しており，歯根を見つけるのが難しい症例
③近遠心根の両方にアプローチが必要な症例（図32，39〜45）

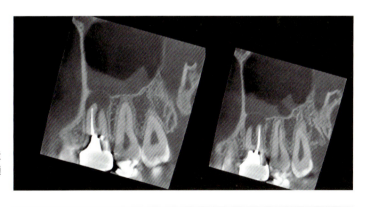

図32a　専門医による処置が適当かと思われる症例．|6_の近心根にはレッジがあり，遠心根にも処置が必要．病変は上顎洞へも波及している．

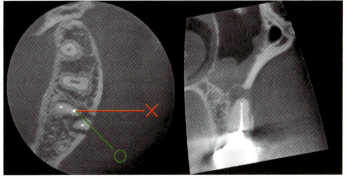

図32b　遠心根へのアプローチは頬側（赤線）からではなく，近心（緑線）から！　近心根にはMB2の存在が疑われるがCBCTでも見えない．遠心根へのアプローチは近心根の根尖を切除したスペースから行う．

5 逆根管治療の6STEP

  フラップの開け方

上顎大臼歯近心根へアプローチするためのフラップの開け方は，患歯の2歯前方歯，つまり上顎第一小臼歯近心に縦切開（|4 が欠損の場合は|3）．歯肉溝への切開を|4 から|7 まで加える．マイクロサージェリーであってもフラップの開け方が不十分では治療ができない（図33）．

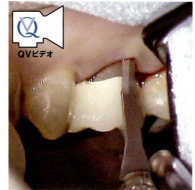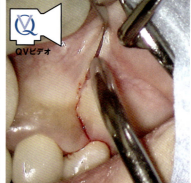

図33　|6 を逆根管治療する際，フラップは|4 の近心から|7 の近心くらいまで開ける必要がある．歯肉溝に切開を入れ，|4 の近心に縦の切開を入れる．

  歯根の見つけ方

術前に，CBCTにより歯根の位置を把握することが重要であるが，大臼歯部において，実際の視野とCBCT像との大きな違いは，実際の視野は必ず近心から斜めにしか見えない点にある．間違えは必ず近遠心の錯覚により起こり，歯根が見つからない場合，思ったよりも必ず近心に位置する．しかしそこには第二小臼歯の歯根も存在するため十分に注意する必要がある（図34）．

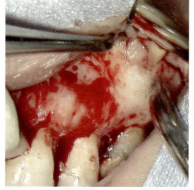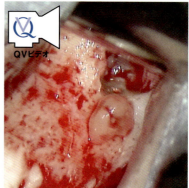

図34　フラップを開けると，病変部の骨が吸収しており，肉芽組織がみられた．肉芽組織を掻爬し，近心根の根尖を約3mm切除する．

  根尖の切除

根尖の切除は3mmルールに従い，約3mmをなるべくベベルを付けずに切除する．この際，口蓋側の骨を削りすぎないように注意する必要があり，マイクロスコープ下で見ながら切除することが肝要である．CBCT像を観察し，根尖を約3mm切除した場合の断面像をイメージすること．思ったよりも断面は頰舌的に大きく，根尖の切除が不適切であると，MB2の処置ができない．断面はメチレンブルーなどの色素で染色し根管を見つけやすくするだけではなく，歯根破折の有無をも観察する（図35）．

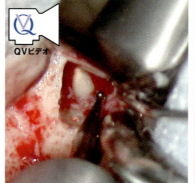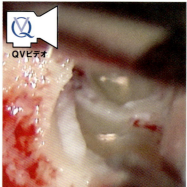

図35　近心根を切除してできたスペースから遠心根が直視できる．近遠心根の根尖を切除したところ．

STEP 4　逆根管拡大

　逆根管拡大には超音波レトロチップを使用する．窩洞の深さは 3 mm ルールに従い，約 3 mm とする．これはレトロチップの先端が入る深さということになり，イスムスの部分はこの半分の深さが目安である．MB1 が根管充填されている症例で，根管充填材が断面の中央にない場合，口蓋側に MB2 の存在を疑うべきである（図36）．

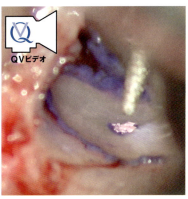
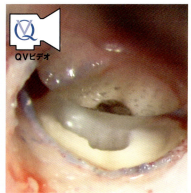

図36a　近心根の断面をメチレンブルーで染色．MB1は断面の中央になく，MB2の存在を疑う．
図36b　逆根管拡大の形態．

STEP 5　逆根管充填

　現在，逆根管充填材として推奨されているものは MTA セメントとスーパーEBA セメントの 2 種類である（図37）．

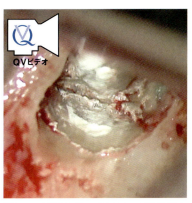
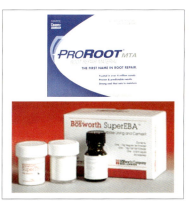

図37a　近遠心根に MTA にて逆根管充填を行う．
図37b　プロルート MTA（上）とスーパーEBA セメント（下）．

STEP 6　縫合

　フラップの縫合には 2 種類の縫合針が必要である．縦の切開を縫合するためには曲針を，歯間部を縫合するためには直針を使用する．縫合糸は 6 - 0 程度のナイロン糸を使用する（図38）．抜糸は術後 3 日後には可能である．

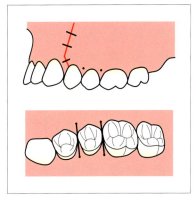
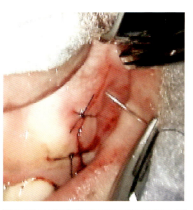

図38a｜図38b
図38c

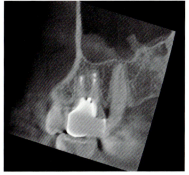

図38a, b　縫合時．
図38c　術後 1 年．根尖部の治癒は順調である．

6 エンド難症例への対応 ― "Access to Success"

　CBCTとマイクロスコープがあれば，誰にでもできるというわけにはいかない．ビジュアルな情報を解釈する知識と，手術を実行できる技術が必要なのである．

Case3　エンド難症例への対応

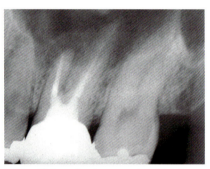

図39　術前のデンタルエックス線写真で，近心根根尖付近のレッジ形成が疑われる．

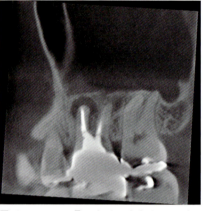

図40　CBCTで見るとはっきりとレッジが観察できる．

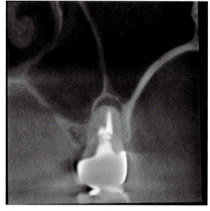

図41　MB1は明らかだが，MB2は存在しそうだが見えない．根尖と上顎洞は複雑な位置関係．

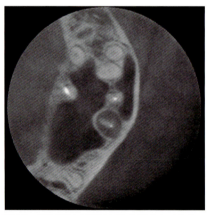

図42　病変部は上顎洞に取り囲まれており，頬側の骨は厚い．上顎洞に穿孔しないようにするには細心の注意が必要．

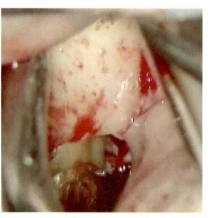

図43　フラップを開けるも頬側の骨は吸収しておらず，どこから開窓するか緊張する瞬間である．

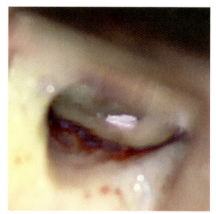

図44　根尖を切除し，断面を観察する．近心に少し便宜的に骨窩洞を拡大すると口蓋側が見やすくなる．

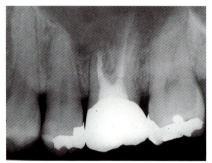

図45a　術直後．

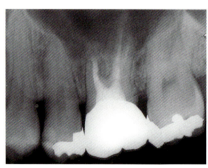

図45b　術後1年．

7 GP・専門医それぞれが診断力・技術力を磨こう

　再根管治療の難しさは根管系の複雑性にあり，いくら根管治療が進歩しても征服することはできない．複雑な根管系の治療をさらに難しくしているのは，われわれ歯科医師による治療の失敗であることを肝に銘じるべきである．通法の根管治療で対応できないのであれば，外科的に処置するという当たり前の発想が欠如しているのはなぜなのだろうか．自分にはできないのであれば専門医へ紹介すれば済むことではないだろうか．また，根管治療専門医を掲げるのであれば，新しい治療機械や材料を追いかけるだけではなく，GPにはできない技術を磨く必要があるのではないだろうか．今後の根管治療を取り囲む環境がより良い方向へ進むことを期待している．

▶ "コンベンショナルか外科か"に悩む読者への5つのアドバイス

❶ 逆根管治療はいい加減な根管治療の救済処置ではない．自分が悔いのない根管治療をして，それでも結果が芳しくない場合のみ逆根管治療を選択するべきである

❷ 再根管治療が歯の寿命を縮めることのないよう慎重に治療を行うこと．パーフォレーション，歯根破折，残存歯質が極端に薄くなるような再根管治療は避けるべきである

❸ コンベンショナルな再根管治療で何を改善できるのかをよく検討すること．改善できないのであれば外科処置を選択する

❹ 歯科医師が逆根管治療の手技を習得する機会はほとんどない．自分が実行可能な技術を自覚し，できないのであれば専門医へ紹介する

❺ 歯周ポケットが深い，歯の動揺が大きい，根尖ではないところに透過像がある歯は抜歯になるケースが多いので，外科処置は避けることを勧める

6 下顎大臼歯への逆根管治療

はじめに

　下顎第一大臼歯は上顎第一大臼歯と同様に再根管治療される頻度が高い歯であるが，上顎大臼歯におけるMB2のように治療が困難な根管が原因となることは少なく，むしろoperation errorが再根管治療を難しくしてしまうのではないだろうか[1]．Operation errorと聞くと，根管内破折ファイルやパーフォレーションを連想するかもしれないが，じつはもっとも頻度が高いoperation errorはレッジを形成してしまうことなのである[2]．レッジは根尖近くに形成されるとバイパスすることが困難なため，ひとたび形成されてしまうと根尖部に感染源を残留させることとなり，レッジが形成された場合，再根管治療の成功率は一般的にいわれている再根管治療の成功率よりもさらに低くなる[3]．

　対応としては根管洗浄と貼薬に頼ることになり，経過が悪ければ逆根管治療が必要となる[4]．CBCTやマイクロスコープの導入により，下顎第一大臼歯部でも逆根管治療は可能となったが，予防に勝る治療はなく，レッジをつくらない根管拡大をめざすべきであることはいうに及ばない．

1 レッジはどのくらいの頻度で起こる？

　Kapalasらの報告では，上下顎大臼歯（intact pulp）を学生の臨床実習で根管治療を行ったところ，51.5％の根管にレッジの形成が見られた．また歯内療法専門医が根管治療した場合でも，intact pulpで33.2％，再根管治療では40.6％にレッジの形成が見られたという驚くべき結果であった．

　また，レッジの形成と根管の湾曲度との関係では，湾曲が5°以下でほとんどストレートな根管でも25.5％，湾曲が25°以上の湾曲根管では58.2％の根管にレッジの形成が見られたとしている[5]．われわれの日常臨床を振り返ってみても，大臼歯の再根管治療を行う際，すべての根管が穿通できることは稀であり，とくにレッジができやすい近心根は穿通できないことが多いのではなかろうか[2]．

　このような根管に対し，次の手段として逆根管治療が必要であるにもかかわらず，下顎第一大臼歯を外科的に根管治療することは長年避けられてきた．その第一の理由はアプローチが難しいことであり，一般臨床家のもっとも苦手な治療の1つかもしれない．本稿は，下顎第一大臼歯近心根への逆根管治療を成功させるための最善のアプローチについて解説するものであり，この部位を外科的に再根管治療することの理解が深まることを期待する．

2 CBCTで何を観察するか？

下顎に限らず，大臼歯部の逆根管治療にはCBCTによる術前診断が必須である．とくに下顎大臼歯部は皮質骨が厚く，CBCTによるガイドなしでは安心して手術を行うことはできない．

観察1 根尖と病変との関係

CBCTは断層撮影することで，厚い皮質骨を有する下顎大臼歯部でも根尖部透過像を明確に診断することができ，デンタルエックス線写真では見えなかった病変を発見することもある（図1）．

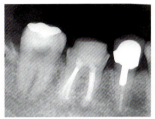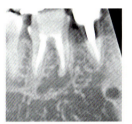

図1 デンタルエックス線写真(a)とCBCT像(b)とでは情報量が大きく違うのは周知のことである（Case 1の術前）．

図1a｜図1b

観察2 歯根の位置

根尖が歯槽のどのあたりに位置するかは，手術の難易度に大きく影響する．隣在歯との三次元的位置関係，オトガイ孔の位置を把握することも重要な術前診査項目である[6]（図2，3）．

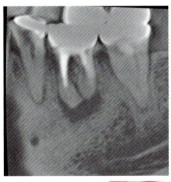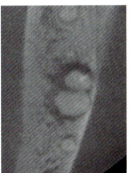

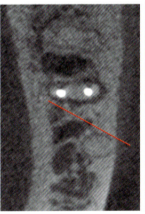

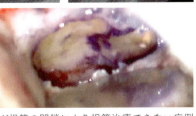

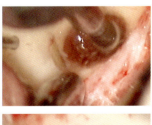
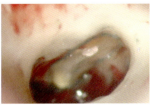

図2a｜図2b
　　　｜図2c

図3a 歯根断面が頬舌的に長く，歯根が舌側に位置する症例では，より近心に骨窩洞を便宜拡大しないと舌側根管を直視できない．CBCTによる歯根断面像．近心に骨窩洞を広げる必要があるが，|5の歯根が近接している．
図3b 骨窩洞形成時に|5の歯根を一部露出させてしまった．
図3c 歯根断面を直視（断面はセーブルシークで染色）．舌側の根管が近心に見えることに注目していただきたい．

図2a |6の近遠心根が根管の閉鎖により根管治療できない症例を逆根管治療する．術前近遠心断像．根尖病変の大きさ，オトガイ孔との距離が明確にわかる．
図2b 断面像から歯根は頬側にあり，|5の歯根からも距離があるので施術が容易であることがわかる．
図2c 実際の歯根断面．CBCT断面像(b)が実像とよく一致している．

図3a｜図3b
　　　｜図3c

観察3　根管の形態

根管の頬舌的な湾曲はいくら偏心撮影してもデンタルエックス線写真ではわかりにくく，根尖付近のレッジ形成はCBCTによる診断が確実である．本来の根管と偏移した根管の位置的関係を知るためには，CBCTによる三次元的な観察が必要である（図4）．

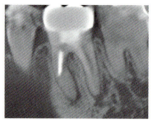 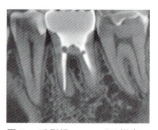

図4a　Case 3のCBCT像．頬側根．レッジは歯根の中央付近にある．
図4b　舌側根．レッジは根尖に近く，バイパスは難しい．

図4a｜図4b

 観察4　頬側の骨

下顎大臼歯根尖部へ外科的にアプローチするためには大量の骨削除が必要なイメージがあると思う．骨が薄い部分からアプローチすることは歯根を見つけやすいかもしれないが，窩洞が歯槽骨縁に近くなる．頬側の骨の残存量は予後に大きく影響するため[7]，なるべくこの部分の骨幅を確保するために，どこからアプローチするべきか，CBCTのイメージと実際にフラップを開けて骨吸収の程度から判断する（図5〜7）．

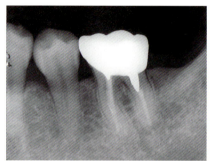 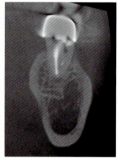 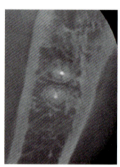

図5a｜図5b｜図5c

図5a　6のデンタルエックス線写真．この情報だけで根尖へ外科的にアプローチしたらどうなるだろうか．
図5b　近心根の頬舌断像．頬側の骨が厚いのがわかる．
図5c　歯根断面像．歯根は歯槽の中央に存在し，頬舌断像からも頬側から外科的に根尖を処置することは不可能であろう．

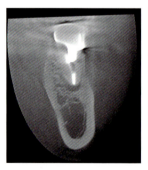 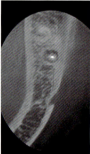 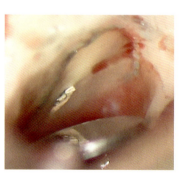

図6a｜図6b｜図6c

図6a, b　頬側の骨が厚い下顎第一大臼歯遠心根ではあるが，症例によっては外科的に根管治療することが可能である．遠心根CBCT像．頬側の皮質骨は厚いが根管は単根管で処置は可能と判断．
図6c　実際の歯根断面．

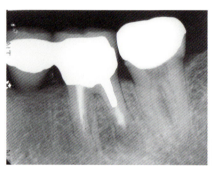 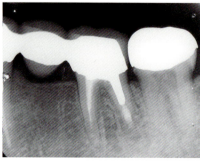

図7a｜図7b

図7a　MTAにて逆根管充填直後．
図7b　術後1年．

3 歯根断面を直視することの重要性

　下顎大臼歯部に限らず，逆根管治療を成功させるためには歯根断面を直視する必要がある．術者，患者のポジショニングに加え，アシスタントワーク，マイクロスコープの性能も重要である．

　現在，上下顎大臼歯部の外科処置を行う場合，術者は通法の根管治療を行うのと同様に12時の位置が基本である．バリエーションで11時から1時程度まで移動することはあるが，患者の頭位を変えること，デンタルチェアを動かすことにより，無理のない姿勢で手術することができる．

　ポジショニングで重要なマイクロスコープの性能とは，機動性が良いことに加え，
①対物レンズの焦点距離が換えられるバリオスコープであること．
②鏡筒の動きがフレキシブルであること．
が挙げられる．

　下顎大臼歯部と上顎大臼歯部とでは歯根断面を直視するためのポジショニングが大きく異なる．

　上顎ではデンタルチェアの背板を起こす必要があり，対物レンズと患歯との距離が近くなる．チェアを下げる，あるいは術者のスツールを上げることでは対応しきれず，焦点距離の短い対物レンズが必要となる．

　逆に下顎，とくに右下の大臼歯の歯根断面を直視する際はチェアをフラットにし，マイクロスコープを前後にあおり鏡筒を倒すため，焦点距離が長い対物レンズが必要となる．鏡筒も上下の動きだけではなく回転できることにより接眼レンズを術者が見やすい位置に動かせるものが必要である（図8〜10）．

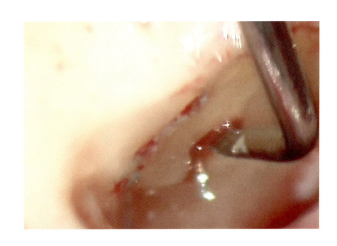

図8　下顎第一大臼歯の近心根．根尖を切除し，逆根管拡大中に根管から破折ファイルを除去している．断面を直視できないと不可能な処置である．

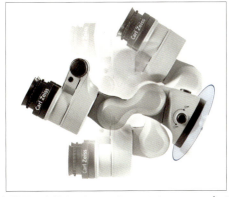 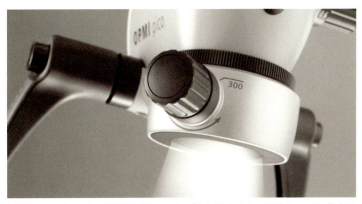

図9　歯根断面を直視するためには，マイクロスコープの動きが良いことに加え，接眼部がフレキシブルに動くこと，対物レンズは焦点距離が変えられるバリオスコープであることが重要である．a は Foldable Tube f170/260 with PROMAG function，b は Varioskop100（ともに Carl Zeiss 社）．

図9a｜図9b

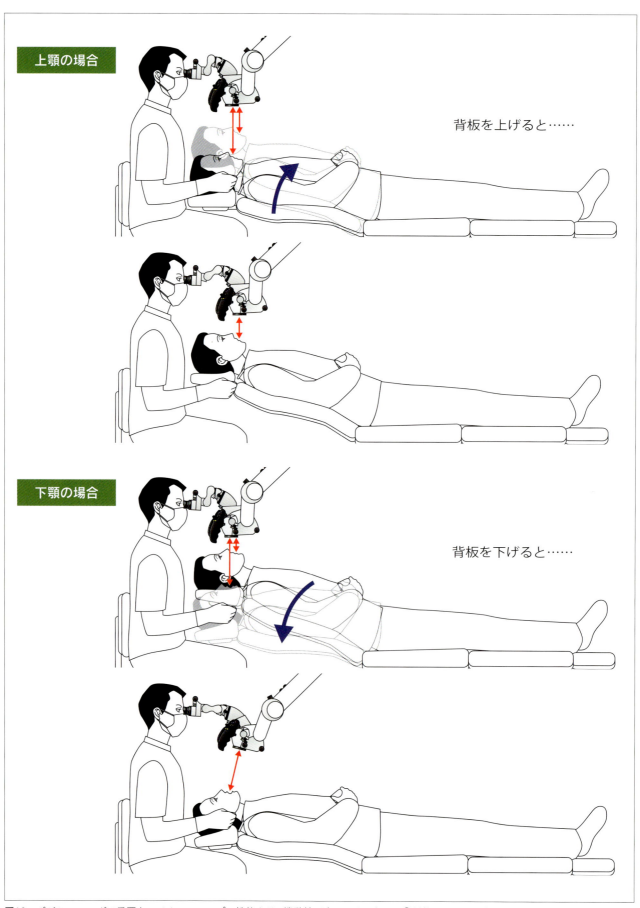

図10 ポジショニングで重要なマイクロスコープの性能とは，機動性が良いことに加え，①対物レンズの焦点距離が換えられるバリオスコープであること，②鏡筒の動きがフレキシブルであること，が挙げられる．

4 症例

Case1 6̲|に対する逆根管治療

患歯は6̲|，近心根に根尖病変がある．再根管治療を行うも，近心根にはレッジが形成されており，根尖を穿通することはできなかった．再根管治療後しばらくして症状が再発したため，近心根を外科的に根管治療することとした．CBCTにて観察すると，根尖病変はデンタルエックス線写真で見るよりも大きいのがわかる（図1）．

Point 1 骨窩洞の水平的位置設定

●切開・剥離

フラップは|4̲の近心に縦の切開を入れ，歯肉溝を切開すること剥離する．フラップが開きにくい場合，遠心に縦の切開を追加することもある．

● CBCT像による骨削除のイメージング

骨窩洞を形成する部位はCBCT像を何度も見てイメージをつくること．ただし，CBCT像と実際に見えるものには大きなギャップが存在することに注意する．

すなわち，CBCT像は近遠心断を真横から見たイメージになるが，現実のアプローチは近心から見ることになるため，ここに錯覚が生じる．そのため，近心根歯根断面舌側はイメージするよりも近心に存在することとなる．

頬側の皮質骨が残存している場合，歯根を見つけるためには骨削除が必要となるが，骨窩洞の大きさを最小限にとどめ，歯根の切除量を保存的に行い，術野を十分に確保するためにこの作業は非常に重要な第一歩となる．

CBCTにて長さを計測し，レファレンスポイントからの距離を把握してベストポジションにアプローチすることは簡単ではない．骨削除は近遠心的に行い，歯根を探す．歯根が見つかってから根尖方向へ窩洞を広げていくのだが，根尖まで露出するほど大きな窩洞は必要なく，歯根を切断した時にできたスペースから根尖を抜去してくることで，骨窩洞を小さく手術することができる．

根尖の切除は3mmルールに従う．切除にともなうベベルは前歯，小臼歯に比べると角度が付くのはやむを得ない（図10〜13）．

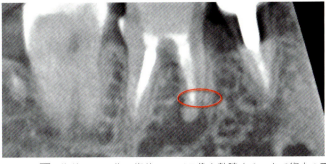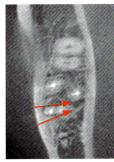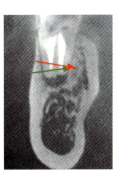

図11a　6̲|の術前CBCT像．術前のCBCT像を熟読することで術中の不安は軽減する．近遠心断像．近心根の断面は赤い楕円の位置に見えることをイメージする．
図11b　歯根はあまり舌側に位置していないが，赤線のように近心に便宜拡大しないと見えない．|5̲の歯根は舌側に位置しており，骨窩洞を近心に拡大しても安全であるのがわかる．
図11c　近心根の頬舌断像．根尖を切断する際，赤線に従って歯根を舌側まで切断するが，緑線のようにクサビ状に骨窩洞を広げないと舌側が見えない．根尖はクサビ状の骨窩洞から抜去，肉芽組織を掻爬することで，骨窩洞は最小限の大きさにとどめることができる．

図11a｜図11b｜図11c

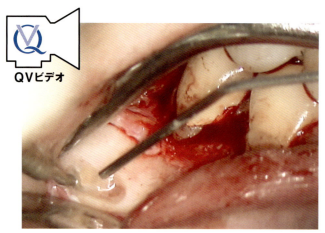
図11d　骨窩洞形成．近心に寄り過ぎた印象かと思われる．

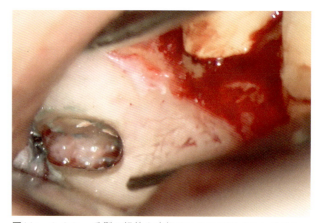
図11e　しかし，舌側の根管を直視するためにはベストポジションだった．

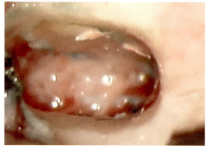
図12a　6̲近心根の断面．断面に2根管が直視できる．

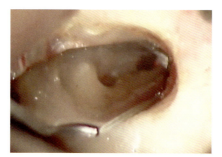
図12b　逆根管拡大後の歯根断面．2つの根管とイスムスが拡大されている．

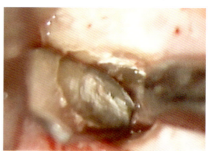
図12c　MTAにて逆根管充填．

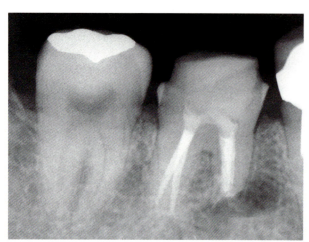
図13a　術直後．

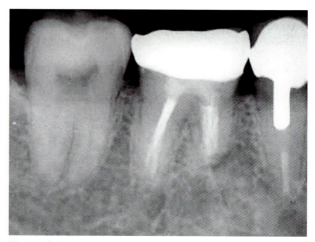
図13b　術後1年．

Case 2　└6 に対する逆根管治療

患歯は└6，根管充填後しばらくして頬側分岐部に深いポケットをともなった歯肉の腫脹が発現．根尖から根管充填材が溢出しており，CBCT による観察で近心根には根尖部のみならず分岐部まで及ぶ大きな透過像が見られた（図14）．

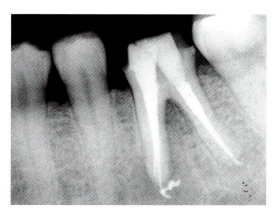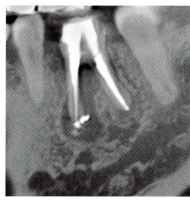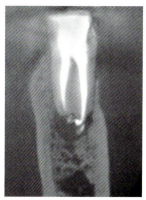

図14a　└6 近心根を外科的に根管治療する．術前のデンタルエックス線写真．根尖と分岐部に透過像があり，根管充填材が溢出している．
図14b　CBCT による近遠心断像．根尖部の透過像と分岐部の透過像は交通しており，分岐部には広範囲で頬側皮質骨の吸収が予想される．
図14c　近心根頬舌断像．頬側の皮質骨は薄く術後の骨吸収を避けるため，根尖へのアプローチはなるべく根尖に向けて行う．

図14a│図14b│図14c

Point 2　骨窩洞の垂直的位置設定

●ベストポジションで骨削除

頬側の皮質骨に炎症による骨の開窓がない場合，歯根へのアプローチは最小限の骨削除で手術することをめざす．

3 mm ルールに従い，根尖は 3 mm 切除するため，最初のアプローチは根尖を見つけるのではなく，根尖から 3 mm のところに骨窩洞の最初の切削を行うべきである．しかるべき部位にまさにベストポジションでアプローチすることこそマイクロサージェリーなのである（図15）．

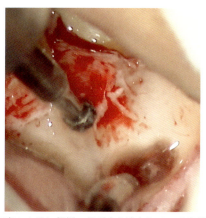

図15　写真のように頬側の骨が十分残存している症例では，根尖を 3 mm 切除する部位に骨窩洞を形成すればよい．

● 根尖側に骨窩洞を設定

　一般的に下顎大臼歯根尖部の頬側皮質骨は厚く，根尖の炎症により骨が吸収し開窓していることは少ない．それに比べ頬側皮質骨の歯頸部側は薄く，辺縁性歯周炎あるいは根尖性の炎症により吸収していることがある．吸収の範囲はCBCTによる観察でもアーチファクト等でわかりにくく，実際にフラップを開け，骨吸収の範囲を見極めてから根尖へアプローチすることになる．骨窩洞と頬側歯頸部骨縁との距離は予後に影響するため，最低3 mmは骨幅が存在するようにしたい．そのため辺縁性に骨吸収がある場合は，可能な限り根尖側に骨窩洞を設定し根管へアプローチする必要がある（図16～19）．

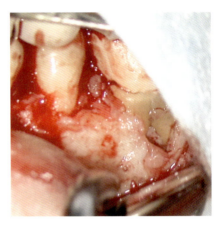 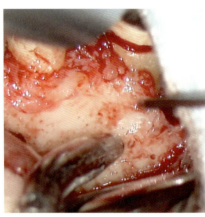

図16a｜図16b

図16a　実際にフラップを開け肉芽組織を掻爬したところ，頬側分岐部の骨はかなり吸収していた．
図16b　根尖へのアプローチに自由度は低く，なるべく根尖側に骨窩洞を形成し，垂直的に骨縁と骨窩洞との間には3 mm以上の残存骨幅を残す努力が必要である．

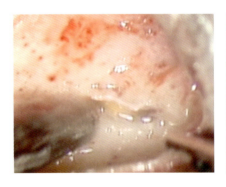 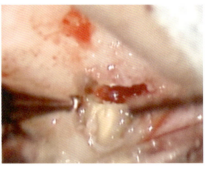

図17a｜図17b

図17　根尖の切除．
図17a　歯根は骨を近遠心方向に切除しながら見つける．
図17b　頬側の骨は歯頸部側になるべく骨を保存する必要があったため，Case 1とは異なり，根尖を完全に露出させ切除する必要があった．

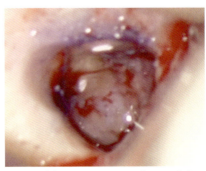 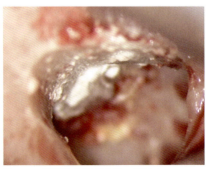 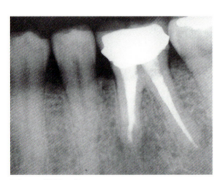

図18a　歯根断面をメチレンブルーで染色し観察．舌側の根管を見るためベベルが強くなっている．
図18b　逆根管窩洞形成後，根管とイスムスをMTAにて逆根管充填．
図19　術後1年．

Case3 ｢6̲近心根に対する逆根管治療

患歯は6̲，近心根である．根尖に病変があり症状があるが，CBCTにて観察してみると頬舌側の両根管にレッジが形成されているのがわかる．頬側根のそれは歯根の中央にあり，バイパスすることは容易であると思われるが，舌側根のそれは根尖近くにありバイパスは不可能かと思われ外科的に処置することを選択した（図4）．

Point 3　歯根断面へのアプローチ

● CBCT 水平断像をよく観察

歯根断面の舌側根管へのアプローチは自由度が低いため，なるべくシンプルな根管形態の部位を探すことがポイントである．すなわち，トランスポーテーションを起こした人工根管と本来の根管の両方をレトロチップで逆根管拡大することは，舌側根管においては非常に難しい．そのため，CBCTにより水平断像をよく観察し，根管がトランスポーテーションする直前のところで歯根を切断したい．

●レトロチップ処置

頬側根はよく見え処置は自由であるので，偏移した根管も本来の根管もレトロチップ処置することが可能である．舌側の根管をどの位置で切断するかにより，3mmルールよりも根尖の切除量が増えることがある．またベベルも他の部位に比べ角度が付くことはやむを得ない．

●イスムスの存在

下顎第一大臼歯の近心根には高頻度でイスムスが存在するため[8]，この部位も逆根管窩洞に含める必要がある．パーフォレーションしないようイスムスを形成するには，断面を直視できることが非常に重要となる（図20～22）．

図20a｜図20b

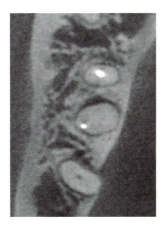
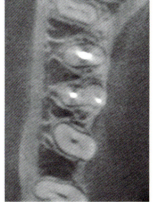

図20　Case3の近心根断面像．舌側，頬側の根管ともトランスポーテーションを起こして本来の根管から偏移している．近遠心断像は図4．
図20a　もしこの位置で歯根を切断すると舌側の根管は近心に偏移しており，人工根管と本来の根管をレトロチップで拡大することは難しくなる．
図20b　この位置で切断すれば舌側の根管は断面の中央にあるので根管充填材を目印に逆根管拡大すれば簡単である．

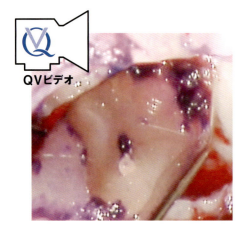 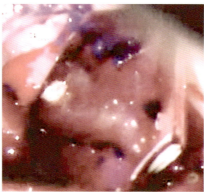

図21a 図21b

図21　歯根断面をメチレンブルーで染色し観察.
図21a　頬側の根管.メチレンブルーで染色されているのが本来の根管.根管充填は偏移した根管にされている.頬側はよく見えるので,このくらい位置がズレていても逆根管窩洞形成は簡単である.
図21b　舌側の根管は断面の近遠心的中央に根管がある位置で根尖を切除する.

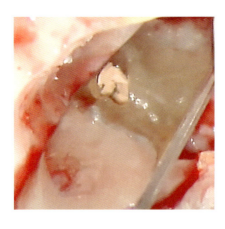 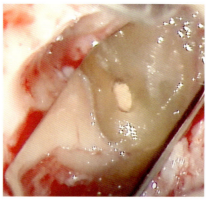

図22a 図22b

図22a　舌側の根管とイスムスを逆根管拡大.
図22b　頬側の逆根管拡大.

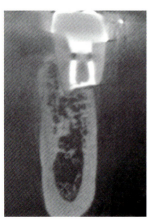 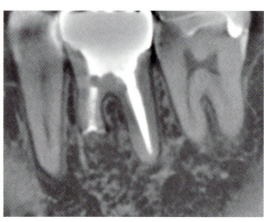

図23a 図23b

図23a, b　術後1年のCBCT像.

5　まとめ

　マイクロスコープとCBCTの逆根管治療への応用は,その成功率を飛躍的に向上させただけではなく,逆根管治療の適応範囲をも広げた.下顎第一大臼歯の近心根には治療によるトラブルが多発し,本来もっと外科処置さ れても不思議ではないにもかかわらず,長年歯科医師が躊躇し続けている.歯を保存したいという患者の希望が高まるなか,この部位への外科的なアプローチを再治療のオプションとして検討してみる時期ではないだろうか.

1 参考文献

1. Sjogren U, Hagglund B, Sundqvist G, Wing K. Factors affecting the long-term results of endodontic treatment. J Endod 1990；16：498－504.
2. Gorni FG, Gagliani MM. The outcome of endodontic retreatment : a 2-yr follow-up. J Endod 2004；30：1－4.
3. de Chevigny C, Dao TT, Basrani B, Marquis V, Farzaneh M, Abitbol S, Friedman S. Treatment outcome in endodontics : the Toronto study－phases 3 and 4 : orthograde retreatment. J Endod 2008；34：131－137.
4. Song M, Shin SJ, Kim E. Outcomes of endodontic micro-resurgery: a prospective clinical study. J Endod 2011；37：316-320.
5. Setzer FC, Shah SB, Kohli MR, Karabucak B, Kim S. Outcome of endodontic surgery: a meta-analysis of the literature--part 1: Comparison of traditional root-end surgery and endodontic microsurgery. J Endod 2010；36：1757-1765.
6. Setzer FC, Kohli MR, Shah SB, Karabucak B, Kim S. Outcome of endodontic surgery: a meta-analysis of the literature--Part 2: Comparison of endodontic microsurgical techniques with and without the use of higher magnification. J Endod 2012；38：1-10.
7. Kim S, Pecora G, Rubinstein RA. Color atlas of microsurgery in endodontics. Philadelphia : W.B.Saunders, 2001.
8. Song M, Kim E. A prospective randomized controlled study of mineral trioxide aggregate and super ethoxy-benzoic acid as root-end filling materials in endodontic microsurgery. J Endod 2012；38：875－879.
9. von Arx T, Hänni S, Jensen SS. Clinical results with two different methods of root-end preparation and filling in apical surgery : mineral trioxide aggregate and adhesive resin composite. J Endod 2010；36：1122－1129.
10. Baek SH, Plenk H Jr, Kim S. Periapical tissue responses and cementum regeneration with amalgam, superEBA, and MTA as root-end filling materials. J Endod 2005；31：444－449.

2 参考文献

1. Watzek G, Berhart T, Ulm C. Complication of sinus perforations and their management in Endodontics. Dent Clin N Am 1997；41（3）：563－583.
2. 日本鼻科学会（編）．副鼻腔炎診療の手引き．東京：金原出版, 2007.
3. 井澤常泰．歯性上顎洞炎に対する歯内療法的対応．日歯内療誌 2014；35：117-124.
4. Patel NA, Ferguson BJ. Odontogenic sinusitis: an ancient but under-appreciated cause of maxillary sinusitis. Curr Opin Otolaryngol Head Neck Surg 2012；20：24-28.
5. Maillet M, Bowles WR, McClanahan SL, John MT, Ahmad M. Cone-beam computed tomography evaluation of maxillary sinusitis. J Endod 2011；37：753-757.
6. Degemess RA, Bowles WR. Dimension, anatomy and morphology of the mesiobuccal root canal system in maxillary molars. J Endod 2010；36：985－989.
7. Sempira HN, Hartwell GR. Frequency of second mesiobuccal canals in maxillary molars as determined by use of an operating microscope : A clinical study. J Endod 2000；26：673－674.
8. Wolcott J, Ishley D, Kennedy W, Johnson S, Minnich S, Meyers J. A 5yr clinical investigation of second mesiobuccal canals in endodontically treated and retreated maxillary molars. J Endod 2005；31：262－264.
9. Hoen MM, Pink FE. Contemporary endodontic retreatments : An analysis based on clinical treatment findings. J Endod 2002；28：834－836.
10. Estrela C, et al. Accuracy of cone beam computed tomography and panoramic and periapical radiography for detection of apical periodontitis. J Endod 2008；34：273－279.
11. Lin LM, Gaengler P, Langeland K. Periradicular curettage. Int Endod J 1996；29：220－227.
12. 新井嘉則, 谷本英之．CT と被曝の考え方― ALARA の原則．歯界展望 2008；112（3）：481－484.

3 参考文献

1. Grung B, Molven O, Halse A. Periapical surgery in a Norwegian county Hospital : follow-up findings of 477 teeth. J Endod 1990；16（9）：411－417.
2. Ng YL, Mann V, Gulabivala K. Outcome of secondary root canal treatment : a systematic review of the literature. Int Endod J 2008；41（12）：1026－1046.
3. Grossman LI. Endodontic practice 11th ed. Philadelphia : LEA & FEBIGER, 1988；289－290.
4. Bellizi R, Loushine R. A clinical atlas of edodontic surgery. Chicago : Quintessence, 1991；53－60.
5. Hoen MM, LaBounty GL, Strittmatter EJ. Conservative treatment of persistent periradicular lesions using aspiration and irrigation. J Endod 1990；16（4）：182－186.
6. Noiri Y, Ehara A, Kawahara T, Takemura N, Ebisu S. Participation of bacterial biofilms in refractory and chronic periapical periodontitis. J Endod 2002；28（10）：679－683.
7. Leonardo MR, Rossi MA, Silve LA, Ito IY, Bonifacio KC. EM evaluation of bacterial biofilm and microorganism on the apical external root surface of human teeth. J Endod 2002；28（12）：815－818.
8. Molven O, Halse A, Grung B. Incomplete healing (scar tissue) after periapical surgery ― Radiographic findings 8 to 12 years after treatment. J Endod 1996；22（5）：264－268.
9. Siren EK, Haapasalo MP, Ranta K, Salmi P, Kerosuo EN. Microbiological findings and clinical treatment procedures in endodontic cases selected for microbiological investigation. Int Endod J 1997；30（2）：91－95.
10. Velvart P. 外科的再治療．In : Bergenholtz G, Hørsted-Bindslev P, Reit C（編著），須田英明（総監訳），赤峰昭文, 興地隆史, 恵比須繁之, 林善彦（監訳）．バイオロジーに基づいた実践歯内療法学．東京：クインテッセンス出版，2007；349－366.
11. Liao J, Shahrani M, Al-Habib M, Tanaka T, Huang GT. Cells isolated from inflamed periapical tissue express mesenchymal stem cell markers and highly osteogenic. J Endod 2011；37：1271-1224.

4 参考文献

1. 須田英明. わが国における歯内療法の現状と課題. 日歯内療誌 2011 ; 32 : 1 - 10.
2. Taschieri S, Tamse A, Fabbro MD, Rosano G, Tsesis I. A new surgical technique for preservation of endodontically treated teeth with coronally located vertical root fractures : a prospective case series. Oral Surg Oral Med Oral Pathol Oral Radiol Endod 2010 ; 110 : 45 - 52.
3. Tamse A, Fuss Z, Lustig J, Kaplavi J. An evaluation of endodontically treated vertically fractured teeth. J Endod 1999 ; 25 : 506 - 508.
4. American Association of Endodontics. Endodontics : colleagues for excellence. Fall 2010.
5. De Chevigny C, Dao T, Basrani B, Marquis V, Farzaneh M, Abitbol S, Friedman S. Treatment outcome in Endodontics : The Toronto study-Phases3 and 4 ; Orthograde Retreatment. J Endod 2008 ; 34 : 131 - 137.
6. Adorno CG, Yoshioka T, Suda H. The effect of root preparation technique and instrumentation length on the developing of apical root cracks. J Endod 2009 ; 35 : 389 - 392.

5 参考文献

1. American Association of Endodontists. Endodontics : colleagues for excellence. Fall 2010.
2. Sjogren U, Hagglund B, Sundqvist G, Wing K. Factors affecting the long-term results of endodontic treatment. J Endod 1990 ; 16 : 498 - 504.
3. Gorni FG, Gagliani MM. The outcome of endodontic retreatment : a 2-yr follow-up. J Endod 2004 ; 30 : 1 - 4.
4. de Chevigny C, Dao TT, Basrani BR, Marquis V, Farzaneh M, Abitbol S, Friedman S. Treatment outcome in endodontics : the Toronto study — phases 3 and 4 ; orthograde retreatment. J Endod 2008 ; 34 : 131 - 137.
5. Degerness RA, Bowles WR. Dimension, anatomy and morphology of the mesiobuccal root canal system in maxillary molars. J Endod 2010 ; 36 : 985 - 989.
6. Sempira HN, Hartwell GR. Frequency of second mesiobuccal canals in maxillary molars as determined by use of an operating microscope : a clinical study. J Endod 2000 ; 26 : 673 - 674.
7. 日本鼻科学会(編). 副鼻腔炎診療の手引き. 東京：金原出版，2007.
8. Maillet M, Bowles WR, McClanahan SL, John MT, Ahmad M. Cone-beam computed tomography evaluation of maxillary sinusitis. J Endod 2011 ; 37 : 753 - 757.

6 参考文献

1. Hoen MM, Pink FE. Contemporary endodontic retreatments: an analysis based on clinical treatment findings. J Endod 2002 ; 28 (12) : 834 - 836.
2. Dadresanfar B, Mohammadzadeh Akhlaghi N, Vatanpour M, Atef Yekta H, Baradaran Mohajeri L. Technical quality of root canal treatment performed by undergraduate dental students. Iran Endod J 2008 ; 3(3) : 73 - 78.
3. Gorni FG, Gagliani MM. The outcome of endodontic retreatment: a 2-yr follow-up. J Endod 2004 ; 30(1) : 1 - 4.
4. Jafarzadeh H, Abbott PV. Ledge formation: review of a great challenge in endodontics. J Endod 2007 ; 33(10) : 1155 - 1162.
5. Kapalas A, Lambrianidis T. Factors associated with root canal ledging during instrumentation. Endod Dent Traumatol 2000 ; 16(5) : 229 - 231.
6. Carruth P, He J, Benson BW, Schneiderman ED. Analysis of the Size and Position of the Mental Foramen Using the CS 9000 Cone-beam Computed Tomographic Unit. J Endod 2015 ; 41(7) : 1032 - 1036.
7. Song M, Kim SG, Shin SS, Kim HC, Kim E. The influence of bone tissue deficiency on the outcome of endodontic microsurgery: a prospective study. J Endod 2013 ; 39(11) : 1341 - 1345.
8. von Arx T. Frequency and type of canal isthmuses in first molars detected by endoscopic inspection during periradicular surgery. Int Endod J 2005 ; 38(3) : 160 - 168.

[著者略歴]

井澤　常泰（いざわ　つねやす）

東京医科歯科大学歯学部臨床教授
東京都渋谷区開業

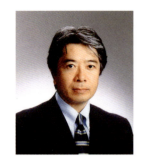

1957年　東京都生まれ
1982年　東京歯科大学卒業
1987年　東京医科歯科大学大学院修了
1989〜91年　コロンビア大学留学
1994年　ペンシルバニア大学　マイクロサージェリーコース修了
1996年　東京都渋谷区開業
1999年　東京医科歯科大学歯学部臨床教授
2002年　新潟大学歯学部非常勤講師

Zeiss 公認インストラクター

Endodontic Breakthrough
逆根管治療の真髄

2016年11月10日　第1版第1刷発行

著　　者　　井澤常泰

発 行 人　　北峯康充

発 行 所　　クインテッセンス出版株式会社
　　　　　　東京都文京区本郷3丁目2番6号　〒113-0033
　　　　　　クイントハウスビル　電話 (03)5842-2270（代表）
　　　　　　　　　　　　　　　　　(03)5842-2272（営業部）
　　　　　　　　　　　　　　　　　(03)5842-2275（編集部）
　　　　　　web page address　http://www.quint-j.co.jp/

印刷・製本　　サン美術印刷株式会社

Ⓒ2016　クインテッセンス出版株式会社　　　　禁無断転載・複写
Printed in Japan　　　　　　　　　　　　　　落丁本・乱丁本はお取り替えします
ISBN978-4-7812-0526-7　C3047　　　　　　　定価はカバーに表示してあります